脳はどこまでコントロールできるか？

Nakano Nobuko

ベスト新書
447

本文イラスト／かたおか ともこ
協力／株式会社ビッグベン

はじめに——脳を使いこなせば人生が変わる

妄想、というと、あなたは、どんなことを思い浮かべるでしょうか。

ある日、突然お金持ちになるとか、かわいい女の子がたくさんよってきてハーレム状態になるとか、南の島で何の心配もなく一生のんびり暮らす、なんていう感じでしょうか。

妄想する行為は楽しいものです。

しかし、しょっちゅう妄想ばかりしている人が身近にいたとしたら、あなたはどのように感じるでしょうか？ 「この人は妄想ばかりして、現実を見ようとしていない！」と、苦々しく思う人も多いかもしれません。

妄想って、そんなにいけないことなのでしょうか？

少しここで考えてみたいと思います。

しばしば「日本人には創造性がない」「日本人は発想力が弱い」という批判を耳にしま

すが、本当でしょうか?

ノーベル生理学・医学賞を受賞された、現在、マサチューセッツ工科大学教授の利根川《とねがわ》進《すすむ》先生。彼の業績は、ノーベル生理学・医学賞を受けた数多《あまた》の研究のなかでも、100年に1度の発見、と言われる独創性に富んだものでした。

世界中のほかの研究者が、ああでもない、こうでもない、と悩みつづけ、答えを見つけるのに四苦八苦していた問題を、誰もがはたと膝を打つような新しい発想で、一挙に解決しました。

また、人工衛星のアンテナなど宇宙開発技術として世界各国で採用されており、今や地図の畳《たた》み方、缶チューハイの缶などにも使われている「ミウラ折り」。考案したのは東京大学名誉教授の三浦公亮《みうらこうりょう》先生です。

彼は、役に立つから研究するのではない、と言い切ります。ただ幾何学のことを考えて、謎解きをするのが大好きで、それがいつのまにか宇宙開発と結びついたのだと。その結果、実に有用なものができ上がり、誰も思いつかなかった斬新《ざんしん》なパターンとして、それが世界中で使われるようになりました。

さらに、ソニーの「往年の名作」とも言うべきウォークマン。これも、アメリカを代表する博物館スミソニアン博物館に展示されているくらい、斬新な製品でした。これは、マーケティングで緻密《ちみつ》な分析をしてから開発されたのでしょうか？　そうではありません。当時の井深大《いぶかまさる》名誉会長が「きれいな音を機内で聴きたい」と妄想したところから、すべてが始まったのです。絶対に売れるわけがない、と社内では猛烈な反対にあったそうですが、ふたを開けてみれば全世界で売れに売れ、人類の歴史に残る発明となりました。

このコンセプト「きれいな音を機内で聞ける」「きれいな音を歩きながら聴ける」は、アップル社のｉＰｏｄなど、他国発の製品にも受け継がれていると言えるかもしれません。

どうですか？　日本人の創造性や発想力、これでも低いと感じるでしょうか？

日本人が世界をリードしている分野は、探せばもっとたくさんあるでしょう。

ではなぜ、ノーベル生理学・医学賞を受賞した利根川進氏、三浦公亮先生、井深大氏には、斬新な発想を現実化することが可能だったのでしょうか？

それは、彼らが、「妄想の達人」だったからではないでしょうか。

実は、妄想というのは、発明や偉大な発見の母なのです。


何か新しい発見があったり、新しい商品が売れたりしたあとで、あれは確かに素晴らしい発見だったね、確かに必要だったね、と、あとづけで分析したり調査したりするほうが何だか賢そうに聞こえるし、周囲からの反発も受けにくいでしょう。

でも、どうせなら、多少周囲からバカ扱いされたり、おもしろくないことを言われたりしても、自分で何かを発見したり、つくり出したりするほうが、はるかに楽しい。そして、それを可能にするための、妄想する力は、誰にでもあるのです。

ただ、人間の脳というのは、もともと持っているものをコントロールし、抑える方向に成長していきます。ひらめきや妄想の力は、子どものほうが優れていたりするものです。それは、先に妄想とひらめきの能力が育ち、その後、ちょっと遅れて抑制の部分が発達していくからです。


この抑制機能は、会社や家庭など、人間関係の必要なところで上手くやっていくためには、どうしても必要になってくる能力です。こうした社会生活のなかでは、妄想する能力のほうが重要度が低いので、それはいつも抑え込まれてしまうのです。

とくに、日本のような、空気を読むことを極度に強いる「ハイコンテクスト社会」では、口にしたら子どもっぽく無能に見えてしまいがちな妄想などより、空気を読む力やコミュニケーション能力のほうが、圧倒的に重要視されています。

そのため、本当は斬新な発想をみんな思いつく妄想力があるのに、なかなかそれを現実化できるまでには育てられないのです。

つまり、「日本人に創造力がない」と言われてしまう真の理由は、日本人が「大人すぎる」からなのです。本当は備わっている力を、みんなに合わせようとして、抑えてしまっているのです。

はっきり言ってしまえば、妄想するだけなら、誰にも迷惑をかけません。元手もいらないし、時間も場所も大して必要ない。必要なのは、あなたの脳だけです。

この本ではまず、私たちの脳がどれほど錯覚によって騙《だま》されていて、正確にものごとを見ていないか、について、身近な例をご紹介しながら解説していきます。

さらに、脳の働きには個人差があり、誰もが等しい性質を持っているわけではなく、感じ方や見え方が違うということを、生まれつき遺伝的に決まってしまう部分を中心に、解説していきます。

ところで、脳の性能が、生まれつき決まってしまっているとなると、それは変えることができないのかと、ガッカリしてしまう人もいるかもしれません。でも、安心してくださ い。生まれつき決まってしまっていても、その後の努力で、変えられないわけではないのです。その一例として、イメージトレーニングだけで脳が変わっていくという実験もご紹介していきます。思考は現実化すると、しばしば言われますが、誤解を恐れずに言えば、妄想が現実を変えてしまう、ということが起こり得るのです。

この本を読んだみなさんが、自分自身の妄想をより巧みに使いこなし、それを具現化していける「妄想の達人」になっていかれることを願っています。

脳はどこまでコントロールできるか？

目次

はじめに
脳を使いこなせば人生が変わる　3

第1章　成功者は妄想する
夢を見つづける効用

なぜ成功者は妄想するのか？　16
妄想の創造力～夢を現実化する技術　21
自分を大事に扱うことが成功につながる～鏡の前で自分を褒める効用　24
キャバクラに行くのは褒められたいから～人に褒められることの効用　30
成功者は形から自分を変える　～「なりきり」の効果　35
なぜ成功者を真似ると成功に近づくのか？　41
妄想はダイエットにも効果がある～痩せやすい脳に書き換える　44
成功する人は脳に良い食べ物を知っている　51
長生きするには小太りのほうがいい　57

脳を鍛えるにはタンパク質が必要　61

第2章　成功する人は脳に騙されない！

錯覚のメカニズム

脳は簡単に騙される～そこにあるのは脳が見たいもの　68
誰もが「自分は理解している」と思い込んでしまう　～「知識の錯覚」　73
脳は「正確さ」よりも「確信」を好む　78
優秀な人がリーダーになるとは限らない　82
「バカが見る～」　～他人につられてしまう脳　85
他人の妄想に人生を左右されないために～集団の同調圧力　87
脳は物事にパターンを見出したがる～因果関係と相関関係のトリック　93
脳の錯覚でチャンスを逃さないために　96
当選確率1000万分の1でも、宝くじを買ってしまうわけ　101

第3章　成功する人が使っている心理効果
脳は勝手に妄想をつくり出す

売れている本だから、きっと面白いに違いない？　108
デフレとインフレどっちが怖い？～貨幣錯覚　111
本当はどっちが得か？～冷静な判断ができなくなる「サンクコストの錯覚」　117
嫌なタスクを楽しくやらせるトリック～せめぎあう脳　122
東大卒は本当に頭がいいの？　128
「いつも早くて助かります」～先に良いレッテルを貼ってしまう効果　136
直接に褒めるより褒めていた事実を伝えると効果が高い　138
嘘も１００回言えば本当になる心理効果　142
美人は仕事もできるはず？～誤認を防ぐために　147
プラシーボ効果・ノーシーボ効果～単純に騙される脳　150
努力をすればするほど空回り～残酷な、エミール・クーエの法則　153
占いが流行る理由～脳は自分の傾向さえもわかっていない　156

脳はどこで快楽を感じているか？　161
あなたが見ているものは、脳がつくり出した「現実」　164
「生きていく」「子孫を残す」ために脳はプログラムされている　168

第4章　男女で違う脳の働き

刺激を求める男性脳・不安を感じやすい女性脳

恋という妄想は人間の進化上の工夫　176
前向きな気持ちに変える！～セロトニンの効果　179
女性と男性で違う「ストレス解消法」　182
女性のほうが現実的だと言われる理由　186
「ハマる」メカニズム～刺激を求める脳・リスクを求める脳　188
刺激を求める度合いは遺伝で決まっている？　192
ギャンブル脳を仕事脳に変える～ハイスコアを獲得する快感　196
アクセルとブレーキを使い分ける～欲望をコントロールする前頭葉　200

国によっても脳には違いがある　203
環境によっても脳は変化する　208
脳は何歳になっても育つ！　211
脳を変える～妄想によって変化が起きる脳のメカニズム　214

おわりに

脳はどこまでコントロールできるか？　220

※この作品は、２０１３年６月にＫＫベストセラーズより刊行された『成功する人の妄想の技術』を改題し、新書化したものです。

第1章

成功者は妄想する

夢を見つづける効用

なぜ成功者は妄想するのか？

最初に、妄想の力で成功を手にした、ひとりの男性を、ご紹介したいと思います。50代でマクドナルドを創業した、レイ・クロックです。

彼の本名は、レイモンド・アルバート・クロック、アメリカの実業家です。マクドナルド兄弟からハンバーガーショップの権利を買いとり、フランチャイズ展開で世界最大のファストフードチェーンに育て上げた人物と言えば、その成功ぶりがどれほどのものか、想像がつかない人はいないでしょう。彼は生涯で5億ドルの富を築いたと言われ、『タイム』誌の「Time100」にも選出されています。

マクドナルドコーポレーションの創業者としての顔を持つ彼の、少年時代のあだ名は「夢見るダニー」。

そんなあだ名で呼ばれるほど、レイは、空想ばかりしている少年でした。レイには、妄想をうまく使いこなす素質が、子どもの頃から備わっていたのです。

そして、妄想好きな少年であったのと同時に、それを、頭のなかだけで終わらせてしまうタイプでもなかった。妄想をとことんまで大切にしたことが、彼の成功の秘訣だったとも言えるでしょう。たとえば、レモネードスタンドのアイデアを思いつくと、すぐにそれを実行して売りさばく。妄想を何らかの方法で、現実の成果として形にしようとする少年でもあったのです。

と言っても、若い頃のレイ・クロックは、〝貧乏暇なし〟を地でいく生活をしていました。

昼はペーパーカップのセールスマン、夜はバーなどでピアニストとして、収入を得ていました。

時折、すばらしいアイデアが生まれるのですが、いつも、彼よりも「大人」な人たちによって、彼のアイデアから生まれる莫大な利益を奪われてしまう。ずいぶん悔しい思いもしたようです。

もうすぐ40歳になる、というある日、得意先のひとつが、ミルクシェイクを製造するミキサーを製品化して、その営業を彼に依頼してきました。営業マンとしての腕を見込んでいたのです。レイは、その製品を見て「売れる」と直感し、早速、積極的な営業活動を始めました。

ところが、ペーパーカップのセールスマンであった彼は、勤めていた会社から冷淡な仕打ちを受けてしまいます。ペーパーカップ以外のビジネスを展開することに、会社が不快感を示してきたのです。さまざまな出来事が重なり、レイは、会社に大きく失望してしまいます。結局、レイはペーパーカップの販売会社を退社、ミキサーの販売代理店として独立したのでした。

しかし、独立してはみたものの、なかなかそう順調には進みません。販売権の買いとり資金、開業資金など、多額の借金に苦しめられます。さらに追い討ちをかけたのは、第2次世界大戦でした。物資が不足し、ミキサーを売ることが困難になるなど、苦しい状況は続きました。

やっと戦争が終わると、戦後の好景気で業績が上向きになりましたが、まもなく、取引先がミキサーを使った商品の販売から次々と撤退していきました。レイはミキサーだけで営業を続けることに限界を感じ始めます。ミキサー以外の商売を見つけなければならない、レイは、まさに崖っぷちの状態にありました。レイはそのとき、52歳になっていました。

そんなあるとき、レイは、信じられないくらい繁盛しているハンバーガーショップがあるという話を耳にします。

ミキサーを売り込むために、レイは、そのハンバーガーショップに足を運びます。はじめは、ミキサーを置いてもらえないかというつもりで店を訪ねたのですが、その店を見て、次第に考えが変わっていきます。

このハンバーガーショップをチェーン展開すれば、大成功するに違いない……。持ち前の妄想力で、彼の脳内に夢が広がっていきました。

このハンバーガーショップを経営していたのが、マクドナルド兄弟でした。

レイは、マクドナルド兄弟に話を持ちかけます。私と組んで、このハンバーガーショップを、チェーン展開しませんか、と。そんなレイに対して、マクドナルド兄弟は最初、渋ったそうです。この店は十分成功していて、自分たちは非常に満足している。幸せを実感しているのに、これ以上何を望むのかと。

しかし、レイはめげません。たしかに、それはそうかもしれない。けれども、僕は52歳だ。これまでに、多くのビジネスを体験している。この店をチェーン展開すれば、大成功するということが僕にはわかる。リスクなら、僕がとる……。そう宣言して、結局、マクドナルド兄弟を口説き落とすのに成功するのです。

いかがでしょうか？　普通なら、52歳からのスタートというのは、ちょっと遅いように感じられるかもしれません。でも、レイは、夢を見続けるのです。妄想することをやめないのです。

また、彼に、それまでの半生の蓄積があったからこそ、マクドナルドを世界的企業に成長させることができたと言うこともできるでしょう。もし、レイが仮に32歳だったら、こんなにうまくはいかなかったかもしれません。

おもしろいことに彼は、「帽子をきちんとかぶらず、靴の手入れが行き届いていないのは、ずぼらな思考の表れである」と言って、外見の大切さも説いています。身なりを整え、適切な自己イメージをつくり上げていくことが、中身も同時につくり上げていくことにつながるのだ、という「妄想の技術」の大切なポイントを、経験のなかからつかんでいたのでしょう。

妄想の創造力〜夢を現実化する技術

レイ・クロックが第1次世界大戦で従軍した同じ部隊には、もうひとりの「妄想の達人」がいました。

アニメーションというジャンルを開拓し、エンターテインメントにまで高めた人。

アニメ界の造物主であり、神話的存在。

この人の名前を知らない人はいないでしょう。

その名は、ウォルト・ディズニー。

彼の創り出したコンテンツはまさに、妄想の産物以外の、何物でもありません。

しかし、好き嫌いは分かれるかもしれませんが、そのコンテンツは誰が述べるまでもなく、瞠目《どうもく》すべきものです。現実に、彼の名の冠されたアニメDVDがひとつリリースされると、あっという間に500万枚も売れてしまうのですから。彼が亡くなったのは1966年ですが、それから50年近く経った今もなお、世界中で絶大な人気を誇っているのです。

ディズニーは、レイ・クロックによれば、休みを与えられてみんなが街に繰り出すときも、ひとりで部屋に残ってずっと絵を描いていたそうです。本当に、絵が好きだったんですね。

マクドナルド社とディズニー社。

世界中の誰もが名前を知っている会社の創業者である2人が、大戦中に同じ部隊にいたというのは、なかなかすごい話だと思いませんか。

余談ですが、時として、天才が同時代に綺羅星のごとく現れるというのは、P44で詳しく解説する脳にある「ミラーニューロン」の働きによる現象だと考えることができます。ひとりの天才が、周囲に影響を与え、影響を受けた側も、さらに本人に影響を与え返す。

そのようにして、人間の才能というのは、互いに磨かれ、成長を促されるのでしょう。

さて、ディズニーは、ウォルト・ディズニー社を創業以来、『シンデレラ』『白雪姫』『ミッキーマウス』など、誰もが名前を知っている傑作アニメ映画を数多く生み出します。世界初のトーキーアニメ、長編アニメ、カラーアニメの制作など、アニメ映画の歴史に残る業績を残していったのです。これは、誰にでも真似のできることではありません。

また、ディズニーの念願であった、夢の国そのものを現実化した、ディズニーランド。これも、彼の妄想の具現化ともいうべき「作品」のひとつでした。世界最大級のエンターテインメント。そこに集う誰もが、ディズニーの夢の国で遊び、彼の夢を共有して、満足して帰るのです。

いかがでしょうか？ たかが妄想、ですが、信じられないほどの富を創出し、世界中の人を喜ばせることができるのです。その世界を切り拓いたディズニーの妄想力、あなたも身につけてみたいと思いませんか。

自分を大事に扱うことが成功につながる〜鏡の前で自分を褒める効用

ナディーヌ・ロスチャイルドという人がいます。エドモンド・ベンジャミン・ジェームズ・ロスチャイルド男爵の夫人となった女性です。

ご存じの方も多いかもしれませんが、ナディーヌは、ユダヤ人でもなく、大富豪でもなく、名家の出でもありませんでした。もともと貧しい家庭に生まれ育ち、中学卒業と同時に家を飛び出して、印刷所や町工場などで必死に働き、やがて小劇場の女優となるのですが、大人気スターというわけでもなく、誰もが一目置く美人というわけでもありませんでした。

そんな彼女が、あるとき、世界の大富豪であるエドモンド・ロスチャイルド男爵と出会い、求婚されるのです。

ロスチャイルド夫人となった彼女は、著書のなかで、こんなふうに語っています。

「あなたがまず心を配るべきなのは、自分自身です」

さらに彼女は続けます。

「もしあなたがひとり暮らしなら、部屋は常にきれいに片付けるべきです。ひとりでお茶を飲むとしても、ふちの欠けたカップなどではなく、いちばん上等なカップを使ってください。家でひとりで夕食をとるなら、帰りにお花とおいしいデザートを自分に買ってあげましょう」と。

つまり、自分で自分を好きになれるよう、自分自身に心を配る。自分で自分をかまうべきだ、というのです。

このくだりを読んだとき、さすがだな、と思いました。これこそ、妄想の技術の真髄と言ってもいいことです。

マクドナルドのレイ・クロックも、常々口にしていたことのひとつに、身なりに気をつかいなさい、という言葉があったと言います。これは、おそらく「自分を大事に扱いなさい」ということではないか——そう私は考えています。

ではなぜ、自分を大事に扱うことが、成功につながるのでしょうか。

大成功といっても、実は小さな信頼の積み重ねだったり、周囲の人といかに良好な人間関係を築けるかというところに左右されているものです。

ここが重要なポイントなのですが、自分を大事にしている人は、ほかの人からも大事にされるのです。逆に、自分を粗末に扱っている人は、他人からも粗末に扱われるようになってしまいます。


たとえば、あなたの目の前に2台の車があるとしましょう。1台は手入れが行き届いて、きれいに磨かれた車。もう1台はホコリだらけで汚れていて、車体にキズや凹みがあるような状態です。

もしあなたが「この2台の車のうち、どちらかを棒で思いきり叩いてください」と言われたら、あなたはどちらの車を叩くでしょうか?

おそらく多くの人が、ホコリだらけの車を選ぶと思います。


心理学に「割れ窓理論」という理論があります。これは、軽微な犯罪がやがて凶悪な犯罪を生み出すという理論です。人間には、秩序の乱れがあると、それに同調してしまうという性質があるのです。

たとえば、きれいに掃除されて、美しく整備された道にゴミを投げ捨てるのには気が引けますが、ペットボトルが転がっていたり、スーパーのゴミ袋などがあちこちに落ちている道になら「自分がちょっとくらい捨ててもかまわないだろう」という気になって、ゴミを捨ててしまう。

すでに秩序が乱れている場所があると、さらに秩序を乱すことへの心理的抵抗が少なくなるのです。

もうひとつおもしろい例があります。道路わきに立てられている鳥居の話です。

新潟県上越市の道路沿い（18号上新バイパスの鴨島交差点付近）には、高さ50センチほどの真っ赤な鳥居が立てられています。ここで死亡事故があった……わけではなく、この鳥居は、ある目的で、地元の人が設置したものだと言います。その目的とは一体なんだったのでしょうか。

国土交通省北陸地方整備局直江津国道維持出張所によれば、これは、「ゴミの不法投棄防止」のため、地域の人が自主的に建てたものなのだそうです。

ゴミを捨てようとすると、神聖な形のシンボルである鳥居がドライバーの目に飛び込み、「ひょっとしたら罰が当たるのではないか」と一瞬ためらう心が生じます。それが、ポイ捨て防止につながるという理屈です。

日本人には、神社は神聖な場所だというイメージがあるので、ゴミの不法投棄を減らすために鳥居が効果を発揮するのです。

新潟県内ではこのほかに、２００８年に国土交通省新潟国道事務所が、新潟市を走る新潟バイパス車道脇に手づくりの鳥居を設置し、多額の費用をかけることなく効果を上げている先例があります。

いかがでしょうか？　もともと神聖であるかないかにはまったく関係なく、神聖であるる、というしるしを地元の人が勝手につけただけなのですが、明らかな効果が発揮されたのです。

そして、これは、人についても同じことが言えるのです。

人間は、自分を大事にしている人を粗末に扱うのには、抵抗を感じます。しかし自分で自分を粗末に扱っている人には、こちらも同じように粗末に扱ってもいいような気になってしまうのです。


たとえば、身なりのきちんとした人には思わず敬語を使いたくなりますが、身なりにあまりに無頓着な人にはその気はなかなか起こりません。

つまり、ほかの人から大事にされ、周囲の人と良好な人間関係を築いて、成功を手に収めていくためには、まずは自分で自分を大事にする必要があるのです。

とはいっても、なかなか、これまでにしみついた癖というのは抜けないものですよね。どうしても、自分を大切に扱うのが難しいときには、鏡を見てください。そして、鏡に映った自分のことを褒めていくようにするのです。気に入ったところばかりでなく、嫌なところも敢えて魅力的だと褒める。ここは、妄想力の使いどころです。

鏡に映った自分に、鳥居マークでも貼りつけるような気持ちで、自分を大切に扱ってみてください。あるいは、宗教上の理由で鳥居に抵抗のある人は、自分自身を、一番その宗教で崇高《すうこう》なものと同じように大切にしてみてください。

自分を大切にする回路ができ上がったら、その瞬間からあなたの人生が変わっていきます。

ナディーヌのように、自分を大切にしてくれる人がかならず現れます。

キャバクラに行くのは褒められたいから～人に褒められることの効用

人間は、自分で自分を粗末に扱っている人に対しては、粗末に扱ってもいいと無意識に思ってしまう。だから、自分で自分を大事にするようにしよう。なかなかできない場合は、鏡を見ながら、自分を大切に扱う回路を、脳につくっていこう――。

でも、いきなりそんなこと言われても、人によっては、ちょっと難しいと感じてしまうかもしれません。

「自分を褒めるとか、無理ですよ！」「だいたい、そんなことするの、恥ずかしくないですか？」

もしかしたら、そっちのほうが、普通の反応かもしれませんね。

もう、どうやっても、自分を大切に扱うのが難しい、という場合には、誰か褒めてくれる人をつくるのも、いい方法です。友だちでもいいし、同僚でもいいし、行きつけのバーのマスターとか、ちょっと気の利いたキャバクラのお姉さんとかでもかまいません。

その人にお願いして、できるだけ自分自身が気づかないところや、敢えて自分が嫌だと思っているところを、褒めてもらってください。

そうすると自分のことをどう褒めたらいいか、少しずつ感じがつかめてくると思います。

自分で自分を粗末に扱ってきてしまうと、最初は、どうやって褒めていいか、わからないものです。いったんでき上がってしまった思考の癖というのは、なかなか、抜けないものですから。まずは、どうやって褒めたらいいのか、誰かにお手本を見せてもらうのです。

褒め上手な人が近くにいるなら、あなたはとても幸運な人。ぜひとも、自分をどう褒めたらいいか、その人のやり方を真似させてもらいましょう。

また、人間の脳には、報酬系という回路があって、ここが活動すると快感を覚えます。人間はこの報酬系を何とか活動させようとして、必死に行動しています。それこそ、摂食から自己実現欲求まで、ほとんどすべての欲求が、ここに集約されるといっても過言ではありません。

その快感のなかには、社会的報酬というものがあります。

金銭的報酬は、たとえばお給料が上がって嬉しい、と感じる喜びのこと。

社会的報酬というのは、たとえば昇進が決まって嬉しい、とか、上司に仕事ぶりが評価された、とか、自分は○○さんにこんなに頼りにされている、だとか、社会的に評価されることによって感じる喜びのことです。

この社会的報酬は、人間にとって非常に大きなウェイトを占め、さまざまな行動の原動力となります。競争に勝ちたい、称賛されたい、自分はつまらない人間ではない……。

キャバクラが好きな男性は、お姉さんたちとセックスしたいから行くわけではなく（もちろんそこは見え隠れはするわけですが、手っ取り早くセックスだけしたいなら、ほかのサービスを利用しますよね）、お姉さんたちから「山本さんってすごーい！」「田中さんのこういうところが大好き」「なんか好きになっちゃいそう」なんて言ってほしくて、行くのではないでしょうか？

キャバクラを選ぶということは、言語による快感を求めているということ。慣れているお姉さんは、お客さんに、「社会的報酬」を与えることが上手なんですね。男性は、彼女たちが与えてくれる擬似的な「社会的報酬」を買いに、キャバクラに行くのです。

また、ある調査によれば、男性は浮気をするときに、肉体関係を求めているというよりも、「ときめき」がほしくて浮気をするのだということがわかっています。魅力のある女性は、もちろん外見的な美しさもさることながら、新しいときめき、自分を認めてもらえる快感を、男性に与えるのがとても上手です。

男性は、「新奇探索性《しんきたんさくせい》」と言って新しい刺激や快感を好み、求める傾向が女性よりも強いのです。新しいガジェットや機械、車、時計など、とくに使うわけでもないものを、つい購入してしまうのも男性のほうが多いですよね。

そして、「社会的に自分が満足のいく位置にいる」ということを確かめたい欲求も男性のほうが強いのです。男の嫉妬は怖いと言われますが、こんなところに原因があるのかもしれません。
こうした男性の「認められたい欲求」（＝「社会的報酬」を求める欲求）を満足させるのが天才的に上手だったのが、ウォリス・シンプソン。後のウィンザー公夫人です。彼女との愛を貫くため、英国国王エドワード8世が王冠を捨てたエピソードが有名ですね。

ウォリスは、ものすごい美人というわけではなく、しかもアメリカ人で、さらに結婚もしていました。英国国王が恋愛をする相手としては、ハンディキャップがたくさんあったのです。それでも、彼女にはそれを補って余りあるほどの魅力がありました。それは、男性に社会的報酬を与える能力。

ウォリスと話をすると、男性は誰でも、「自分はもしかしたら、すごい男なのではないか……」という気分になったと言います。エドワード8世は、そんな彼女の魅力に、取り憑《つ》かれたようになってしまいます。ついには、ウォリスとの恋愛が国民の反感を買うようになり、エドワード８世は彼女と一緒になるために、王位まで捨ててしまうのです。

社会的報酬が、どれほど脳を支配しているものか、実感いただけたでしょうか。


成功者は形から自分を変える ～「なりきり」の効果

自己暗示には効果があるのか。

ある、という人もいれば、迷信だ、という人もいて、どうも議論が紛糾してしまうところです。

社会心理学者のエイミー・カディが、この疑問に示唆を与える、おもしろい実験をしています。

自信があるように見せかけたいとき、そうしたポーズが心理学的および生理学的にどのような効果があるのかを調べる実験です。

実験では、被験者を呼んで、その人に強いポーズと弱いポーズのどちらもとってもらいます。

すると、自信がないときに強いポーズをとってもらうと、内観の変化があり、自信が出てきたり、喜んでリスクをとったりするようになることがわかりました。

また、生理的な変化としては、リスクをとる行動を促すホルモン・テストステロンの値が上昇し、ストレスホルモンであるコルチゾールのレベルが激減しました。

一方、弱いポーズをとってもらうと、それとはまったく逆の反応が見られました。


この研究結果から、ストレスが多い状況のときの対処法として、両手を広げたり、姿勢を正して背を反らせたりすることに、一定の効果があるということがわかりました。これらは、気分を良くしたり自信が持てるようになったりするのに良い方法です。


カディは、試験や面接の前など、緊張する場面では、その数分前にトイレの個室でもどこでもいいので、体を大きく開いてリラックスすることをすすめています。

ただし、極度にストレスを感じているときには、強いポーズはそこまで効果がないとも言われています。

また、ボディランゲージで自分をより強力に見せられることは、一般的にもよく知られていますが、この実験から、ボディランゲージは相手だけでなく、本人にも大きな影響を与えているということがわかったのです。

「なりきっていると、そうなってくる」ということはあながち間違いではなく、自分のなりたい姿や状態になりきり、自信があるように振る舞ったり、強がって見せたりすることが、なりたい自分につながるきっかけになっていきます。

さらに別のグループの実験では、なんと、テストのとき、自分に当てはまる否定的な固定観念を思い出させられるだけで、テストの点数が悪くなってしまうということも明らかになりました。サブリミナル刺激を使い、本人の意識に上らないようにして否定的な情報をインプットするという形でも、やはり成績が落ちてしまうということもわかりました。逆に、肯定的な観念が成績をアップさせる、という嬉しい結果も。

このとき、自分に当てはまる固定観念、というのは、性別、年齢、人種、社会的経済的状態などに関する情報のことです。たとえば、女性は物理が苦手だ、とか、日本人は数学がよくできる、など。こうした情報が如実に、テストの点数を左右してしまうのです。

「メンタルローテーションタスク」という課題があります。日本語では、心的回転などと訳されていますが、頭のなかの図形を、平面的あるいは立体的に回転させる操作のことです。地図を実際に回転させなくても、頭のなかで回転させることで読めるかどうかのテストというと、わかりやすいでしょうか。

これは、性差がはっきり出るテストのひとつで、男性のほうが得意であるということが知られています（逆に、言語能力は、明らかに女性のほうが高いということがわかっています。脳の構造が違うために、こうした機能分化があるのではないかと言われています）。

このメンタルローテーションタスクを、女子学生にやってもらう、という実験が行われています。女子学生は2つのグループに分けられ、一方のグループは、テスト前に、「性別」について質問されるという操作が行われます。もう一方のグループの女子学生は、「自分の大学（この種の心理実験で被験者となる学生はたいていエリート校に所属している）」

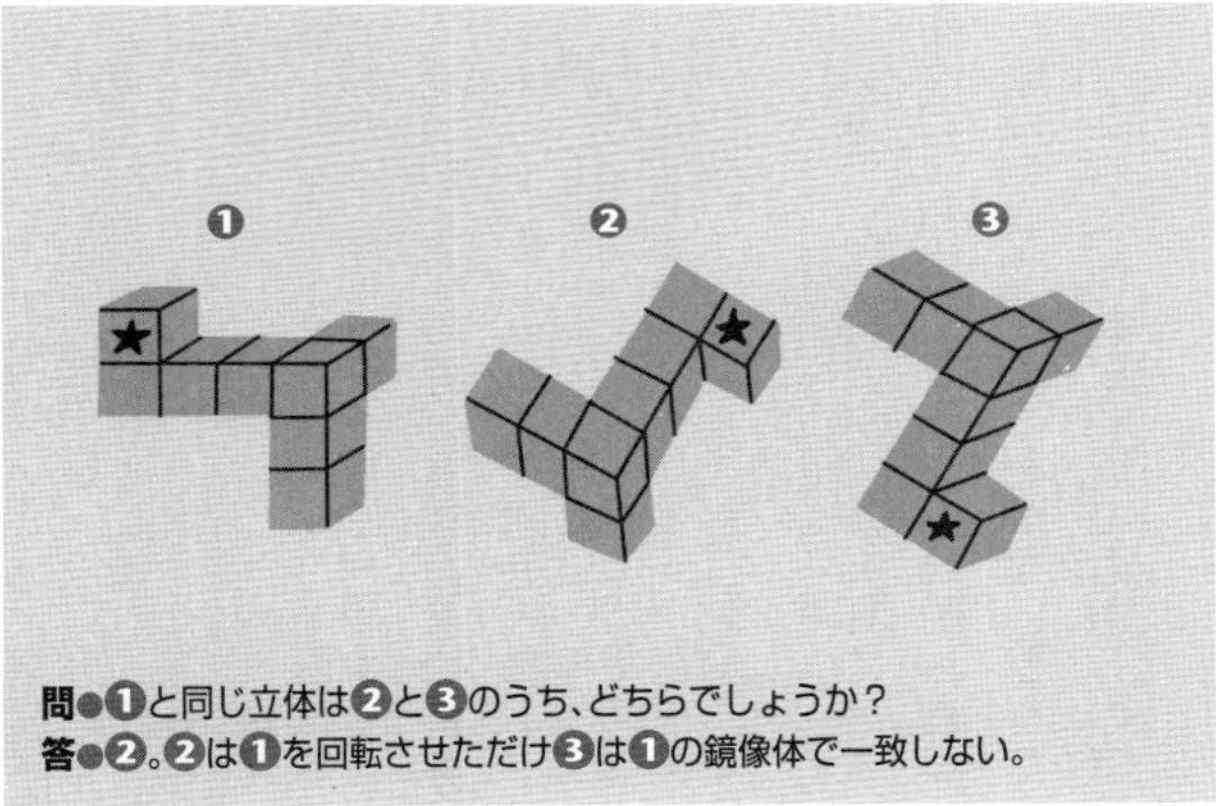

■メンタルローテーションタスク

について質問を受けるという操作が加えられます。

すると、性別について尋ねられたグループの平均点は、男性の64パーセントにとどまったのに対し、大学について尋ねられたグループでは86パーセントとなり、大きな差が表れることがわかったのです。

逆に、男性では、自分の性別を意識させられると通常より成績がアップします。

私たちの脳は、集団や身近にいる人々について、ついついその特徴を一般化したり、無意識にあるまとまりにカテゴライズしたりしてしまうという特徴があります（これを「ゲシュタルト」と言いますが、詳しくは次章で説明します)。ですから、固定観念を完全に払拭《ふっしょく》するというのは、非常に難しいことでしょう。なぜなら脳が、固定観念を持つようにつくられてしまっているからです。

しかし、それをうまく利用することは、可能です。

せっかくなので、皆さんも、自分が「こうしたい」「このような成果をあげたい」というイメージにあわせた固定観念を、つくり上げてみるのはいかがでしょうか? これは、実践するのに一円もお金がかかりません。でも、その効果は、科学的に明らかに証明されているのです。

いざというときに力が発揮できる人は、このような脳の性質を、実にうまく活用しています。次の項でそれをご説明しましょう。

脳は単純で融通の利かない器官ですが、上手に使うと人生を楽しく乗り切っていくために、非常に便利な装置でもあるのです。

なぜ成功者を真似ると成功に近づくのか？

自己イメージに関する固定観念が成績を左右してしまう、という衝撃的な結果が明らかになったわけですが、実は、自己イメージには直接関係のない事実を見ても、それが行動に反映されてしまうことがあるのです。

たとえば、こんな実験事実が知られています。若い人に対して、高齢者に関する固定観念（耳が遠い、筋肉が衰えるので動作の機敏性が落ちていく、など）をいくつか聞かせると、歩く速度が遅くなるのです。自分にはまったくあてはまらない資質なのに、いつか自分も高齢者になるのだという可能性がうっすらと想起され、自分では意識してないのに、自然にその妄想が「歩く」という行動に影響を与えてしまうのです。

また、女子学生に対して、テストの前に自分の性別を答えさせると、メンタルローテーションタスクの成績が悪くなることはご説明したとおりです。しかし一方で、被験者本人とはまったく関係のない、優れた女性数学者の話をテストの前に聞かせると、「女性であることが数学能力に有利に働く」という考えが無意識に生じて、数学のテストの成績が上がることが期待されます。
これは、女性である自分でも、いつか優れた数学者になれるかもしれない、少なくとも、そういう資質があることは否定されていないのだ、という考えが意識のどこかに生じ、自然にその妄想が「テストの成績」という結果に反映されるのです。

いかがでしょう？　こうした実験結果を聞くと、妄想も使いようだな、と思いませんか？

人間の脳には「ミラーニューロン」という神経細胞があると言われています。これは、モノマネ脳、共感脳と言ってもいいのですが、たとえば美しい女優さんが温泉につかっているポスターを見ると、自分が湯船に入っているわけでもないのに、なんとなくリラックスして良い気分になったりしませんか？
もうちょっとわかりやすい例では、「もらい泣き」なんていうのがそうですね。自分に悲しいことが起こったわけではないのに、思わず悲しい気分になって、泣いてしまう。あとは、テレビのバラエティ番組でよく使われる、笑い声。これも、できるだけ自然なものがいいと言われていて、スタジオに来ている人が笑っている声をなるべく使い、最近ではあまりつくった声を挿入しなくなっていると言います。

見ている自分がそんなに楽しいわけではなくても、他人が笑っている声を聞くと、なんとなく、つられて笑ってしまうのですね。

これらはすべて、ミラーニューロンの働きによるものだとされています。

ミラーニューロンが発見されたのは、1996年。人間ではなく、サルの脳で見つかりました。実験者が、飲み物を飲むしぐさをしたときに、サルの脳のなかで、サルがジュースを飲むときに信号を出す神経細胞が活動していることがわかったのです。多くの実験が繰り返されるなかで、サルの下前頭皮質《かぜんとうひしつ》と、下頭頂皮質《かとうちょうひしつ》のほぼ1割にあたる神経細胞に、こうした、他者の能力を写しとる能力があることが明らかになりました。

これは、人間でも同じことが起こると考えられています。

つまり、成功者の考え方や生き方を目の当たりにすると、それが勝手に脳にコピーされる。そうすると、成功者の自己イメージが、自分の自己イメージと重なって、自然に行動や結果に反映されていくのです。

成功者のやっていることや考えていることを積極的に真似したり吸収したりしていくということには、脳科学から見ても、とても意味があるのです。

妄想はダイエットにも効果がある～痩せやすい脳に書き換える

痩せたいのに、どうしても食べたくて仕方がない……。

あと〇〇キロ減量したいのに、甘いものをやめられない……。

そんな人は、脳の性質を考慮に入れたダイエット戦略を練りましょう。重要なポイントは、代謝率を高く保つこと、そして、長く続けられるものであることの2つです。

脳というのは、いったん目標が設定されてしまうと、その目標に向かって、自動的にいつまでも走り続けてしまう性質があります。一度走り出してしまうと、これはなかなか修正がききません。ちょっとやっかいですね。でも、これをうまく利用してやることで、思いどおりの結果を手にすることが可能とも言えます。一度、根本から食事や運動の習慣を変えてしまえば、勝手に痩せやすい身体になります。

ところで、痩せやすい身体というのは遺伝で決まるのでしょうか？　最近の研究では、どうもそうではないということがわかってきています。

痩せやすい人と太りやすい人の差——それは、「ＮＥＡＴ」の違いです。

ＮＥＡＴというのは、Non-Exercise Activity Thermogenesis（非運動性活動熱産生）の略称で、日常の生活活動で消費されるエネルギーのことです。アメリカの運動科学の専門家が、特別な運動をしなくても、日常生活のなかでＮＥＡＴを増やしていけば、肥満を解消できるという研究結果を発表したのです。

研究結果によれば、痩せている人は、太っている人と比べるとＮＥＡＴが１日に約３５０キロカロリーも多いのです。３５０キロカロリーというのは運動に換算すると、エアロバイクを１時間がんばってようやく消費できるような量ですから、なかなかのカロリーであることがわかるでしょう。脂肪組織１キログラムを７０００キロカロリーと換算すると、１日３５０キロカロリー消費すれば１カ月で約１万５０００キロカロリー、１年で約12

万7750キロカロリーですから、重さにすれば1年で約18キログラムという大きな差になってしまうのです。ちりも積もれば山となるとはこのこと。

それではこの1日約350キロカロリーの差は何なのでしょうか。調査の結果、なんと、とっている姿勢の違いである、ということがわかりました。太っている人は座っている時間が長く、立っている時間が少なかったのです。

座っているときの消費エネルギーに比べると、立っている状態は1・1倍、歩いているときは2・5倍、階段をのぼっているときは3・2倍の消費量になります。太っている人は、痩せている人に比べて1日に2時間半長く座っているとのこと。現在のアメリカ人の3人に1人は肥満という統計がありますが、1980年から2000年の20年間、運動頻度は変わっていないのに、座っている時間は8パーセント長くなっているのです。そして、この20年で肥満は倍増しています。これは、座っている時間の長さがどれだけ、「太りやすさ」に効いているかを示す結果と言えるでしょう。

別の研究でも、テレビを見る時間の長い人たちは糖尿病や肥満になりやすいという報告があります。歩いているより歩かず立っているほうが、立っているより座っているほうが、座っているより横になっているほうが、使われる筋肉量は減り、NEATが少なくなってしまうのです。日常生活でのちょっとした行動の差がNEATの差となって、ゆくゆくは肥満や糖尿病に関係してきます。定期的に運動をしようという心がけも大切ですが、こまめに動くことはそれ以上に大切なのです。

つまり、痩せやすい人とは痩せやすい身体を持っている人ではなく、痩せやすい生活スタイルを身につけている人のことなのです。

では、痩せやすい生活スタイルを身につけるにはどうしたらよいか。

それは、「動いていることが楽しい」と脳に思い込ませることが、シンプルですが一番早道でしょう。あなたの脳を、痩せやすい脳に書き換えてしまうのです。

電車のなかでは、座るよりも立っているほうが、車内がよく観察できるし、車窓の景色もよく見えて楽しい。

せっかく階段をのぼることができる若さと筋力を持っているのだから、動けるうちは、エスカレーターを使わずに、自分の足を使ってあげないと損。

洗濯やお掃除を奥さまに任せっぱなしのみなさんも、週末や時間のあるときは意識的に、お手伝いしてみる……などなど。これならNEATが上がって身体も軽くなるし、奥さまにも喜ばれて一石二鳥かもしれません。

また、ちょっと翌日に筋肉痛が残るくらいの運動をして、筋肉に適度な負荷をかけてあげると、筋肉の修復時に成長ホルモンが出るのですが、この成長ホルモンには若返り効果があるということが話題になっています。

注射などで成長ホルモンを投与すると若返りができるという謳い文句で高額な治療（1年で数百万円とも言います）をすすめる美容クリニックもあるようなのですが、何に由来するかわからない成長ホルモンをわざわざ高いお金をかけて注射するのはやはり怖く感じられます。

それよりも、身体を動かすことで、勝手に成長ホルモンが自分のなかから出てくれるのであれば、こんなに得なことはないですよね。自分のなかから出るものですから安全で、何よりタダなのです。筋肉痛が起きたら、ああ、自分は若返っているんだな、と思って、じんわりとその痛みを喜びましょう。

さらにつけ加えるなら、睡眠不足や、飢餓状態がつづくことによって、代謝そのものが下がってしまうことが知られています。ダイエットと称して極端な食事制限をすると、飢餓状態が続きますから、人によってはこれで代謝が45パーセントも下がってしまうのです。

どういうことかというと、1日の消費カロリーが2000キロカロリーだった人が、代謝が落ちてしまった後になってから再び減量しようとしたとしましょう。45パーセント代謝が落ちたとすると、1日の消費カロリーが1100キロカロリーになってしまいます。その状態で、たとえば、摂取カロリーを1200キロカロリーに制限したとしても、まったく痩せない、という事態が生じるのです。1200キロカロリーって、ちょっとボリュームのあるランチを食べたら、一食ですぐ超えてしまうような数字です。もうこれは、まったく痩せないどころか、「何を食べても太ってしまう」という恐ろしい状態であると言えるでしょう。

もうひとつ注意していただきたいことは、食事を極端に制限し過ぎると、代謝が下がってしまうこと以上に怖いこともあるということ。

実は、人体に不可欠の必須アミノ酸やビタミンは、食事からしかとることができないのですが、これらが欠乏すると、脳の機能が衰えてしまうのです。ドーパミンやセロトニンなど神経伝達物質は必須アミノ酸を原料としてビタミンの働きを借りてつくられますから、ダイエット中の人は、なんだか最近やる気が出ないな、とか、気分が不安定でさえないな、などと感じ始めたら、要注意です。

もっと危険なのは、脳そのものが痩せてしまうこと。ただ、そのような状態になるまで極端に食事をとらなくなるというのは、摂食障害《せっしょくしょうがい》を疑うレベルかもしれません。


さて、この項では「痩せるために」というテーマで話をしてきましたが、小太り（BMI25〜30未満）のほうが長生きする傾向が強い、という調査結果も知られています。そんなこともあって、私は、食事制限をしたいとはあまり思わないのです。

健康と、美味しいものを味わう喜びを捨ててまで、無理に痩せようという気には、あまりなれません……。

成功する人は脳に良い食べ物を知っている

成功者、と呼ばれる人の多くは、食べ物に気を使っています。美食にこだわる、というよりも、彼らの一番の関心事が、若さと健康だからです。

古くは、秦の始皇帝が不老不死を求めて、実際に臣下である徐福《じょふく》に、仙薬を持ってくるようにと命じたことが司馬遷の『史記』に記録されています。中国をはじめて統一した覇王の、最後にして最大の関心事が、そこにあったのです。

成功者が自分の健康に高い関心を持っているのは、なぜなのでしょうか。

私は、彼らが「思考は肉体の健康に大きく左右される」ということを、実感しているからだろうと思います。つまり、脳も身体の一部である、ということを知っているのです。

たとえば、アメリカ国立衛生研究所のヒベルン博士は「魚を食べる量が多いとうつ病になりにくい」「魚を食べる量が少ないとうつ病になりやすい」という論文を発表しています。魚をあまり食べないドイツやカナダではうつ病にかかる確率が高い一方で、日本のように日常的に魚を食べる国では、うつ病の発症率は、実はこれらの国々より低いのです。

これは、魚油に多く含まれる、オメガ3不飽和脂肪酸《ふほうわしぼうさん》（ドコサヘキサエン酸〈DHA〉やエイコサペンタエン酸〈EPA〉など）が効いているのではないかと考えられています。

また、DHAには、うつ病に関する効果以外にも、記憶・認知能力の改善効果があるという報告が多くなされており、専門家が注目している物質でもあります。


食べ物や栄養素と脳には、密接な関係があるのです。

脳も身体の一部なのですから、思考の座である脳が、食べ物に大きく影響されてしまうのは、よく考えてみれば当たり前のことですね。


脳に良い食材については、さまざまな人がさまざまなことを主張しています。こうしたテーマについての研究も少なくありません。

すべての言説を信じるなら、まんべんなくすべての食べ物を、過不足なく食べていればいいのかな？　という結論になります。カロリーのとりすぎには無論、注意しなければなりませんが……。

しかし、問題は、どの主張が信じてもよくて、どの主張は疑うべきなのか、です。いったい何を基準に判断したらいいのでしょう？　始皇帝は、不老不死を切望するあまり、現代では人体には毒であると知られる「霊薬《れいやく》」を摂取して、かえって寿命を縮めてしまったと言います。良かれと思って食べたものが実は毒だった、ということがあとでわかったりしたら、ぞっとしますよね。

そこで、科学的に見て信頼できそうなリストを、ここでひとつご紹介したいと思います。

次のリストは、２００８年７月号の『ネイチャー・レビュー・ニューロサイエンス』に、カリフォルニア大学ロサンゼルス校（ＵＣＬＡ）のゴメス＝ピニルラ博士が執筆した「ブレインフード（脳の食物）」というタイトルの記事から抜粋したものです。「食物からの栄養が、どのように脳機能に影響を与えるか」に関するこれまでの研究を網羅し、分析している記事です。

食物からの栄養が脳機能に与える影響

①オメガ3不飽和脂肪酸(DHAなど)
●ヒト……高齢者の認知機能低下の改善、気分障害の治療 ●動物実験……脳損傷による認知機能低下の改善、アルツハイマー病モデル動物で認知力低下の改善
②クルクミン(ウコンのスパイス成分)
●動物実験……脳損傷による認知機能低下の改善、アルツハイマー病モデル動物で認知機能低下の改善
③フラボノイド(ココア、緑茶、銀杏の樹、柑橘類、ワインに含まれる)
●ヒト……高齢者の認知機能の向上 ●動物実験……運動と組み合わせることで認知機能の増強
④飽和脂肪(バター、ラード、ヤシ油、綿実油、クリーム、チーズ、肉に多い)
●ヒト……高齢者の認知機能低下を促進 ●動物実験……脳損傷による認知障害を増悪、加齢による認知機能低下を促進
⑤ビタミンB類
●ヒト……ビタミンB6やB12や葉酸の補充によって、広範な年齢の女性で記憶力が向上 ●動物実験……コリン欠乏による認知機能低下をビタミンB12が改善

⑥ビタミンD（魚の肝、キノコ、牛乳、豆乳、シリアル食品）
●ヒト……高齢者の認知機能に重要
⑦ビタミンE（アスパラガス、アボカド、豆類、オリーブ、ホウレンソウ）
●ヒト……加齢による認知力低下を鈍化 ●動物実験……脳損傷による認知機能低下を改善
⑧そのほかのビタミン
●ヒト……抗酸化作用のあるビタミンA、C、Eは高齢者の認知機能低下を遅延
⑨コリン（卵黄、大豆、牛肉、鶏肉、レタス）
●ヒト……欠乏すると認知機能が低下 ●動物実験……けいれん発作による記憶力低下を抑制
⑩カルシウム（牛乳）、亜鉛（カキ、豆類、穀物）、セレン（豆類、シリアル食品、肉、魚、タマゴ）
●ヒト……血清中のカルシウムが、加齢による認知機能低下を鎮静。亜鉛は加齢による認知力低下を鈍化。長期にわたるセレン不足は認知機能低下に関係する
⑪銅（カキ、牛や羊の肝臓、黒糖蜜、ココア、黒こしょう）
●ヒト……アルツハイマー病の認知機能低下の程度は、血漿中の銅濃度の低さと相関
⑫鉄（赤身肉、魚、家禽、豆類）
●ヒト……若い女性の認知機能を改善

※（Nature Reviews Neuroscience 9:568-578, 2008より抜粋）

いかがでしょうか。

食生活を、これに照らして見直してみるのもよいかもしれませんね。ただ、このリストにあるからといって、このとおりの影響が出るということが、100パーセント確実なわけではありません。

自然科学の実験というのは、相関関係で議論するもので、ある程度影響があるようだ、とは言えるのですが、絶対にこうなる、ということは言えないのです。

また、(4)飽和脂肪のように、脳に良くない影響を与える可能性のある食品ということでリストに挙げられているものもあるので、注意してください。

ここで大切なのは、脳の状態というのは、食べた物や飲んだ物から意外な影響を受けているということです。自分では、完全にコントロールできていると感じていても、それは錯覚のようなもの。なんだかやる気が出なかったり、妙に怒りっぽくなってしまったり……。もし、そんなことがあったら、ちょっと食生活を見直してみることが必要だというサインかもしれません。

成功者たちが食事にとても気を使っているのは、食べ物が脳に影響を与えるということを、経験上、よく知っているからなのでしょう。

長生きするには小太りのほうがいい

2013年の米疾病対策センターの論文では、やや太り気味の人のほうが、死亡リスクが6パーセントも低いという研究結果が発表されました。この結果は、これまで、痩せたほうが健康に良いと信じてダイエットに励んできた人にとっては、寝耳に水だったのではないでしょうか。

これまでにも、少し太っているほうが長生きするというデータはありました。

たとえば、宮城県内の40歳以上の住民5万人を対象として、厚労省の研究班が行った調査です。研究班は、12年間にわたって健康状態を調べました。そして、BMI（肥満指数）ごとに40歳時点の平均寿命を分析しました。すると、男女ともに、「やや太り気味」が一番長命で、「普通体重」が2番目、「肥満」が3番目で、「痩せ」が一番短命であることがわかったのです。

ただ、こうした調査結果に対し、「小規模」で「地域の偏り」があるということで、信頼性にやや難があると考える人も少なくなかったのです。

しかし、今回の米疾病対策センターの報告は、３００万人近くのデータを解析した調査。それも、北米、南米、アジア、欧州各国からのデータとあって、これまでのように一国一地域での研究というわけではありません。

「やや太り気味」、というのは、ＢＭＩ（身重から見た体重の割合）が25～30未満であるということ。標準体重としてはこれまでＢＭＩ22という基準が採用されてきたわけですが、これよりももっと太めのほうがいい、という結果が明らかになったわけです。

日本人の男性の平均身長が１７２㎝と言いますから、この数値で考えると、「やや太り気味」のグループに入るには、体重が75キログラムであればよいということになります（このときＢＭＩは25・35）。

最近では、痩せることそのものが万能の妙薬であるように言われ、健康や美容などに関心のある人たちの間でブームとなっていますが、長寿遺伝子（サーチュイン遺伝子）については、人間では長寿効果をもたらさないという研究結果も出はじめています。

無論、適正な運動は健康のためには良いことで、適度に運動している人は認知症のリスクが低く、免疫系のバランスも良いなど、多くのデータがあります。また、カロリーのとりすぎが特定の疾患を引き起こす原因になるということもよく知られていることです。

しかし、データを見る限り、メタボ対策の対象となるのはBMI30以上の人であるべきです。

死因の1位が心筋梗塞である、超肥満大国のアメリカでは、運動することやカロリー制限により、痩せることが確かに有効な健康法となるでしょう。

ですが、日本では、ガンで亡くなる人が圧倒的に多いのです（現在の死亡原因のうち30パーセント以上はガン）。そして、メタボとの関連が指摘されている心筋梗塞で亡くなる人は8パーセント程度しかありません。

まさかアメリカの医師が言っていることをそのまま無批判にたれ流しているわけではな

いでしょうが、アメリカと日本では食事も生活様式も異なるのです。

「過体重＝悪」という単純な図式はわかりやすいですが、もう少し頭を使わないと、自分の寿命を妙な健康法で少しずつ奪われることになりかねません。

研究報告のなかでは、体脂肪が増えることのメリットとして、心臓を保護するための代謝が活発になるという点や、食事の経口摂取が困難になる病気に罹患《りかん》したときに生き延びやすいという点をあげています。

「痩せていること＝善」とは限らないのです。自分自身の身体は自分で守るという意識を持つべきです。

極端なダイエットをすれば、逆に糖尿病になる危険性が増すこともありますし、女性では骨粗鬆症《こつそしょうしょう》のリスクも上がります。何よりも、思考と精神状態に影響を与えるのです。

無理な食事制限によるダイエットをすると、基礎代謝が落ちて逆に太りやすくなる、と言いますね。これは、筋肉が落ちるからです。筋肉は、筋トレすればなんとか取り戻すことができる可能性がありますが、恐ろしいのは、無理なダイエットによって、脳も一緒に痩せてしまう、ということ。

少しくらい太っているほうが、健康で長生きできるということがデータから証明されたのです。いつもいつも痩せなくちゃ、と思って罪悪感を持ちながら食事をとったりするよりも、よく食べてよく運動して、楽しく長生きしたほうが、価値があると思いませんか。

脳を鍛えるにはタンパク質が必要

食べ物が脳に影響を与える、という事実は、「言われてみればそうかな？」と思えるものではあっても、普段から認知するというのは意外に難しいものです。

食べ物が大事だ、というテーマについて、もう少し別の角度から、話を続けてみましょう。

人間は、ビタミン類を体内で合成することができません。また、必須アミノ酸と呼ばれるアミノ酸９種類、これも合成することができません。

これらは、人体を健康に維持していくためには、かならず必要となる物質です。そして、脳が正常に機能するためにも、不可欠のもの。しかし、自分でつくることができない。それではどうするかというと、食べ物から摂取する以外にないのです。

たとえば、人間の脳で「やる気」や「安心感」の源となると言われている神経伝達物質・セロトニン。この原料は「トリプトファン」という必須アミノ酸です。このトリプトファンは、体内ではつくることができません。つまり、食物からとるしかないのです。

現代人のセロトニンレベルは低くなりがちだと言われています。

セロトニンが不足しがちで、そのマイナスの影響を受けやすいのは、男性よりも女性です。とくに、生理前には分泌量が少なくなり、ささいなことで不安になったり、いらいらしたり、やる気が出なかったり……ということが起こります。

奥さまが最近、どうもささいなことで不安になるようだ、いらいらしているようだ、と感じる方、もしかしたら、奥さまがセロトニン不足なのかもしれません。セロトニンが足りないことによってどんな影響が出るのかについて、詳しくは次の項で書きますが、うつ病の原因になっているのはセロトニンの不足であるという説も有力です。

男性は女性の2倍のスピードでセロトニンをつくることができるので、トリプトファンが食事から十分に摂取でき、セロトニンが正常につくられるなら、セロトニン低下によるうつからも比較的、回復しやすいのです。

が、女性は、なかなかそうはいきません。実際、うつ病の発症率は女性が男性の2倍にものぼります。

トリプトファンは、普通の食事にはごくわずかしか含まれません。とくに不足しやすいアミノ酸と言えるでしょう。気をつけて摂取したい物質です。

トリプトファンが多く含まれている食べ物は、卵、豆腐、マグロの赤身、肉、ピーナッツ、バナナ、ナッツ類、牛乳、チーズなどです。

しかし、トリプトファンが足りないからと、それだけを摂取しても、実はほとんど意味がありません。身体のなかでセロトニンをつくるには、ビタミンB_6、ナイアシン、マグネシウムが必要だからです。脳の縫線核《ほうせんかく》という場所で、これらが働いてはじめて、セロトニンが合成されるのです。

さらに、トリプトファンは必須アミノ酸のひとつであるということから、短絡的に「必須アミノ酸だけとればいい」と考えて、安直に高タンパク質・低炭水化物の食事を続けてしまうのも考えものです。

タンパク質を大量に摂取すると、確かに血漿《けっしょう》トリプトファン濃度は上昇するのですが、脳内のトリプトファンとセロトニン量はかえって低下してしまうのです。

必須アミノ酸は血液から脳に取り込まれるときに、血液脳関門というバリアを通過しなければならないのですが、タンパク質を大量に摂取しすぎると、トリプトファンと競合するチロシンなどのほかのアミノ酸も一緒に増えてしまい、結果的に血液脳関門を通過できるトリプトファンが、少なくなってしまうのです。

これを防ぐためには、炭水化物をきちんと摂取すること。つまり、ごはんやパンを一緒に食べることです。炭水化物を摂取すると、タンパク質だけ摂取したときには減ってしまった脳内のトリプトファンおよびセロトニンが、増加します。また、ライ麦パンや玄米にすれば、ビタミンB_6も同時に摂取できるので、セロトニンを脳内でつくるにはさらに好都合です。

なぜ炭水化物を摂取すると、脳内に取り込まれるトリプトファンが増えるのでしょうか。

それは、炭水化物を摂取すると、血糖値が上昇し、インスリンが分泌されるからです。インスリンが分泌されると、トリプトファン以外のアミノ酸が筋肉へ取り込まれます。そうなると、血液脳関門におけるアミノ酸同士の競合が緩和されますから、脳に取り込まれるトリプトファンの量が増えるという仕組みになっているのです。

インスリンは、血糖値を一定に保つという生理作用があまりにも有名なため、ほかの働きはあまり知られていないと思いますが（極端なダイエットブームなので仕方ありません）、骨格筋におけるアミノ酸やカリウムの取り込みを促進するという、重要な機能も持っています。

またインスリンはタンパク質合成の促進もしますから、筋肉をつけたい人もちゃんと炭水化物や、甘いものも適度にとったほうがよいのです。

セロトニン不足だな、と感じる人は、タンパク質と炭水化物が同時にとれるようなものを食べるとよいでしょう。たとえば赤身のマグロが載った海鮮丼なんかがオススメです。ほかにも日本のオーソドックスな食事ですが、納豆とごはんの組み合わせも良いでしょう。

第2章

成功する人は脳に騙されない！

錯覚のメカニズム

脳は簡単に騙される〜そこにあるのは脳が見たいもの

この章では、実験によりわかってきた、脳の仕組みや性質について説明していきます。

まずは、夜空を飾る星座を思い浮かべてみてください。

たとえば、冬の夜空を美しく飾るオリオン座。３つ星が印象的で、しかも明るい星が多いので、すぐに探すことができる人も、たくさんいるでしょう。

オリオン座を見上げるとき、私たちは「星座」という形で見ていますね。しかし、オリオン座を構成する一つひとつの星は、地球から見ると近傍《きんぼう》にあるように見えるというだけで、実は、互いに遠く離れていることはみなさんもご存じだと思います。

具体的に距離がどれくらい離れているものなのか、ちょっと見てみましょう。

地球から、赤く輝くベテルギウスまでの距離は約６００光年です。青白いリゲルまでの距離は、約７５０光年。なんと、１５０光年も違います。１光年が９兆４６００億キロメートルですから、その１５０倍の距離があります。ちょっと、「ご近所」というには、遠すぎるようですね。

また、３つ星の真ん中にある、最も明るく見えるアルニラムまでは、約１３５０光年。

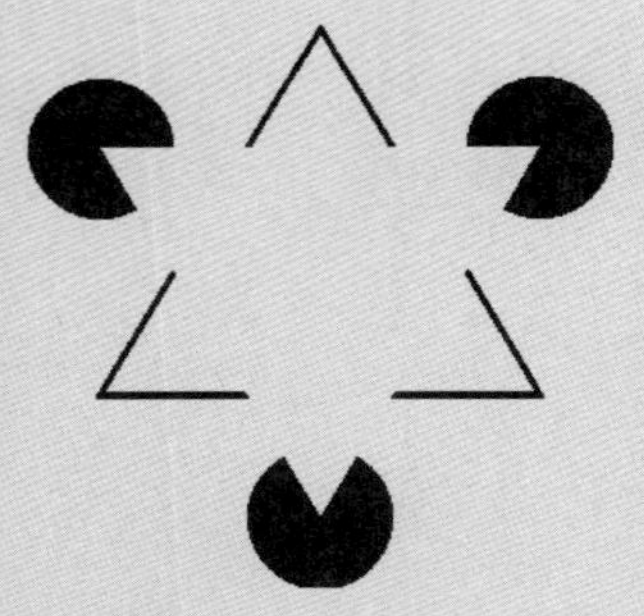

■カニッツァの三角形

地球からベテルギウスまでの距離よりも、さらに倍以上も遠いのです。
バラバラに存在する星々、物理的には遠くにあって、まったく関係のないこれらの星々を、人間は、ただ「近くに見える」というそれだけの理由で、無意識にひとつのかたまりとして捉えてしまう。これを、「ゲシュタルト知覚」と言います。

さて、ここでみなさんに、簡単な課題をひとつ、やってみてほしいと思います。
上の図を見たとき、一番、最初に見える図形は、何でしょう？
「三角形！」と答えた方。あなたの脳のゲシュタルト知覚は、正常に働いています。
しかし、図をよく見ると、ここには、三角形はひとつも描かれていません。

描かれているのは、一部が切り取られた黒い円と、V字型の線分がそれぞれ3つです。なのに、なぜか、中央に白抜きの三角形と、その上にもうひとつ白い三角形が浮き上がって見えてしまいますよね。

これは、カニッツァの三角形、という名前で知られている、有名な図像です。三角形が描いてあるわけではないのに、それを示唆するものがあるだけで、脳が勝手に、三角形の形を妄想してしまうのです。


これが、ゲシュタルト知覚です。

ゲシュタルトというのは、ドイツ語で、全体性を持ったまとまりのある構造のことを言います。

私たちは、ものごとを構成する要素を知覚して、それを意識的に構成し直しているように思っていますが、本当は、知覚そのものが、ゲシュタルト的なのです。

要するに、「私たちが見ているものは、私たちの脳が見たいもの」で、かってに脳が妄想したものを、私たちは、現実だと思っているのです。

■これは何と読めますか？

ちなみに、たとえば、あるひとつの漢字を３分くらいじっと眺めていると、その文字がバラバラな点や線の集合に見えてくる、ということを経験したことはありませんか？　いつもはその字全体から感じとることのできる印象をもとにした意味情報が、じっと形を見つめることで、消失してしまう。

これは、「ゲシュタルト崩壊」と呼ばれる現象です。

さて、もうひとつ見ていただきたい図があります。これは、何と読めますか。

一瞬、「Ｅｒｏｓ」と読めませんでしたか？

でもこれ、実は、Ｅｒｏｓと書いたわけではないのです。

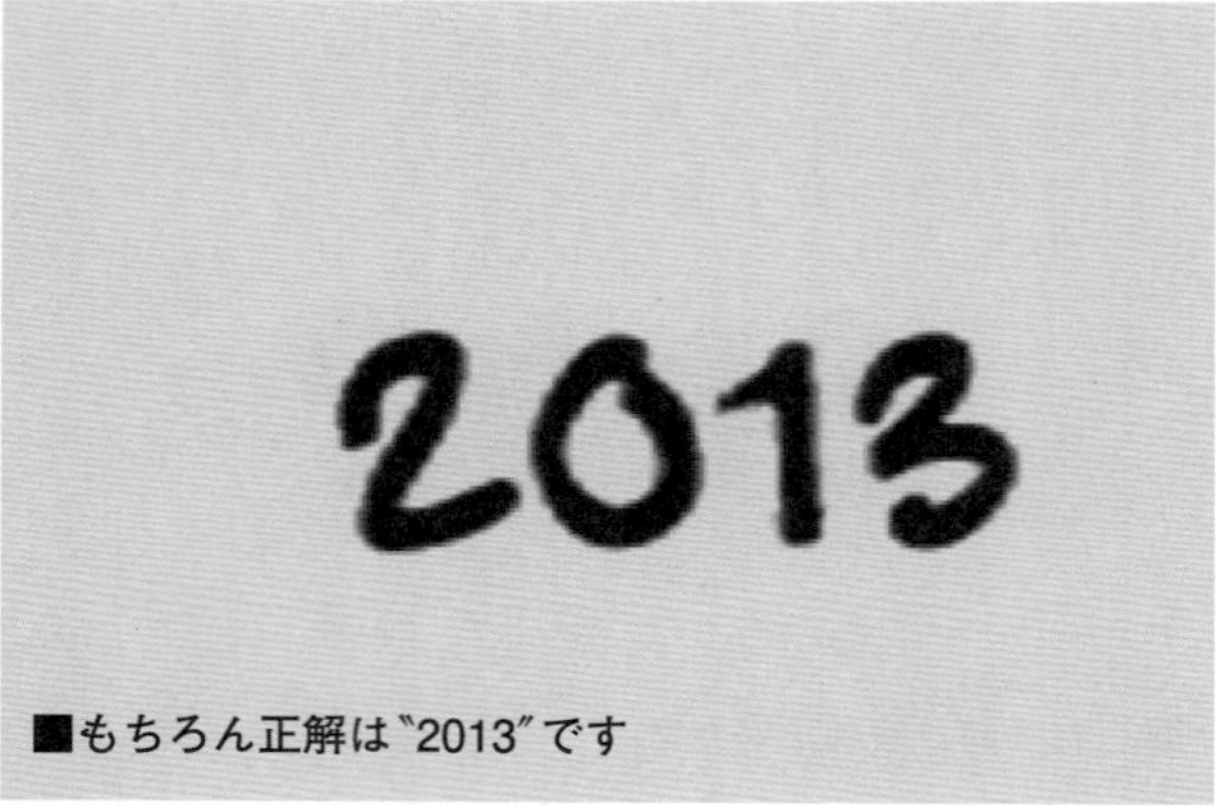

■もちろん正解は〝2013〟です

正解は、こちらです。

２０１３。Ｅｒｏｓとは似ても似つかない単語ですね。

にじんだ文字が、紙の裏側から見るとき、意図しなかったまるで別の単語のように読めてしまう。

これも、人間がゲシュタルト知覚を持つために起こる錯覚のひとつです。

誰もが「自分は理解している」と思い込んでしまう～「知識の錯覚」

桐

桜

菊

常盤木

稲穂

若木

これ、何のことだか、わかりますか？

なんだか、おめでたい感じですよね。

皇室や、神道に関係した何かのような雰囲気もあります。

早い人なら、もう、このへんでわかってしまうでしょうか。


わからない人のためにヒントです。

ほとんどの読者にとっては、とても身近で、多分、毎日のように見ているものです。


いかがでしょうか？

このリストを見ただけで即、思い出せる人は、もしかしたら少ないかもしれません。

すぐにピンときた人も、「ああ、あれね」という感じではなく、「ひらめいた！」という感覚を持っただろうと思います。


答えは、「日本の硬貨」です。このリストは、硬貨の絵柄として描かれている植物の名前なのです。

私も以前に出演させていただいた、『平成教育委員会』（フジテレビ系）でも、同様の問題が出題されました（番組中では、「常盤木」の部分が空欄になっており、これを答えさせる問題）。

身の回りにありふれていて、毎日のようにそれを見ている事物であっても、それが意識にまでのぼって記憶されることはほとんどない。

この問題は、その現象を実感できるという意味で良問です。

私たちは、自分が現在見ているものすべてに注意を払い、記憶しているわけではありません。

これは、人間の脳の欠陥ではなく、日常生活をスムースに送るための、有益な心理作用です。いわば、「大事なこと以外は記憶しない能力」「不都合なことは忘れる能力」を、人間は年齢とともに育てていくのです。

それと同様に、私たちは、日々の暮らしのなかで、自分が使う身近な道具の仕組みをすべて理解しているわけではありません。使い方さえわかっていればいい。その仕組みを説明しなければならない状況に置かれることは、めったにありません。

たとえば、部屋の蛍光灯。使い方を理解しているだけで、普段は事足りますよね。スイッチを入れれば、好きなときに部屋を明るくしたり、暗くしたりできる。

けれども、どういう仕組みで、電気が流れることにより光が出るのか、なぜ「蛍光」と呼ぶのか、きちんと説明できる人はきっと少ないと思います。実用上は、必要なときに明かりをつけたり消したりできるスイッチ操作の知識さえあれば十分だからです。

このように、わざわざ仕組みや手順を考えなくても使いたいときに操作できる、という能力は、日常生活上とても便利なものです。しかし、この感覚が、自分は○○について理解している、という錯覚を生んでしまうことがある。それが「知識の錯覚」です。

ありがちな典型例が、「あんなに一生懸命勉強したのに、テストで良い点がとれなかった」「必死でやったのに、試験に落ちた」というもの。

何度も何度も教科書やノートを読み返して、よく理解したつもりだったのに、という訴えを聞いて、私は、おや？　と思います。

これは、知識の錯覚なのです。何度も何度も教科書やノートを読み返すと、見慣れた感覚が生じますね。すると、脳がそれを真の理解と取り違えて、自分は理解している、と錯覚してしまうのです。

教科書やノートをただ読む（眺める）だけでは、理解したことにはなりません。それは、ただ見慣れただけのこと。そして、読めば読むほど（眺めれば眺めるほど）、馴染んだ感覚は強まり、自分は完璧に理解している、という錯覚はゆるぎないものになっていきます。

だから、本当に理解しているかどうかを確かめるために、試験をするのです。最も効果的な勉強法は、教科書やノートを何度も読み返すことではなく、実際に問題を解いてみること。古い言い方では、「習うより慣れろ」、とも言いますね。

つまり、教科書を100回読むよりも、問題集を3回こなすほうが、はるかに効率がいいのです。

さらに言えば、問題集をこなすと同時に、誰かに内容を教えていくのが望ましい。

そして、相手には「わからないことがあったらできるだけたくさんの質問をしてくれ」

と頼みましょう。自分が何をわかっていて、何をわかっていないのか、その質問が教えてくれます。

これが、「知識の錯覚」の罠から、あなたを救ってくれるのです。

脳は「正確さ」よりも「確信」を好む

AさんとBさんという2人の気象予報士がいます。

次の表は、4日間の降水確率を2人が予測したものです。

実際に雨が降ったのは、4日間のうち、3日でした。

予報士として優秀なのはAさん、Bさんのどちらでしょうか?

実はこの問題、正確さと確信のどちらを好むか、という問題です。

4日間のうち3日、雨が降ったのですから、3/4で75パーセントが一番正確な値です。したがって、正確さを重視するのであれば、「予報士として優秀なのはBさん」と答えるべきなのです。

■Aさんと Bさんが予報した降水確率

	6月15日	6月16日	6月17日	6月18日
Aさんの予報	90%	90%	90%	90%
Bさんの予報	75%	75%	75%	75%

●4日間の予報のうち3日が雨だった

これはオランダの心理学者が考えた問題ですが、出題に対して被験者の約半数が、Aさんを優秀な予報士と答えました。つまり、被験者の半分は、正確さよりも、確信に満ちた予報を好む、という結果になったのです。

人間の脳には、二重の意思決定回路があります。

ひとつは、あらゆることに迅速に対応する「速いシステム」。

もうひとつは、論理的、理性的に判断する「遅いシステム」です。

人間は、情報量の多さや変化の激しさにも迅速に対応できるように、たいていは「速いシステム」がメインに働いています。「速いシステム」は限られた情報量で意思決定をしようとするので、とてもスピーディに処理ができます。わかりやすい言葉で言うと、「直感的に」とか「なんとなく」決める、というのがそれにあたります。

ただ、この「速いシステム」、迅速なのはいいのですが、粗っぽいので、間違いを検出するのがあまり得意ではありません。

私たちの感覚は、どんな矛盾があったとしても、何はともあれ現実を受け入れる、という性質を持っています。そのほうが適応が早く、差し迫った問題が起きたときにスムースに対応できるからです。そして、いったん物事を受け入れてしまったあとで、「待てよ、ちょっとおかしいんじゃないか?」と、それを検証するシステムが働きはじめるのです。

確信に満ちた人の態度を見るとき、その発言のなかにあるエラーはとりあえず無視して、いったん、そういうものとして納得し、受け入れてしまう。

これは、二重の意思決定回路のうち、「速いシステム」が行っています。

「あの人の言っていることは、よく考えるとなんだか変だなあ？」とあとになって感じる。これは「遅いシステム」があとから検証して、警告を出しているということになります。

情報量が多く、変化の激しい環境で、普段から論理的にじっくり決めようとするのはほとんど不可能でしょう。変化の激しい環境に適応していくには、細かい情報については敢えて無視し、すばやく決断できる「速いシステム」が優位に働かなくてはなりません。

人間は、わかりやすい目先の利益につられて、長期的に見て価値のあるものを見逃してしまいがち。誰しもそんな傾向は持っているのですが、ちょっと「速いシステム」が優位に働きすぎかな、長期的な視野に立って考えることをおろそかにしているな、と感じたら、「遅いシステム」を訓練してみるといいかもしれません。

「遅いシステム」を働かせていくには、心を落ち着けて自分を内省していく時間を持ったり、一瞬では解けない、忍耐力の必要な問題や、粘り強く取り組む必要のあるパズルをやる習慣をつけるなどの方法が有効です。

優秀な人がリーダーになるとは限らない

たとえば、数学の問題を与えられて、それを複数の人で解く、というときに、誰をリーダーに選ぶか？　というシチュエーションを想像してみましょう。

ほかのメンバーが自分よりできるのかできないのかはもとより、あなたは自分自身の能力についてもよくわかっていません。

Aさんがまずはじめに回答しました。あなたとBさんもそれに続いて回答しました。そして最後に、Cさんが回答しました。

Cさんはほかの3人とは違っていました。答えを言うばかりでなく、それがなぜ正しいのか、そして、あなたを含めたほかの人の答えはなぜ間違っているのかを、納得できる形で説明したのです。

このパターンが数回繰り返され、自然と、Cさんは数学ができるんだな、ということがみんなにわかりました。

こんなとき、リーダーとしてふさわしいのはやはりCさんだろうと、多くの人は予想するでしょう。でも、それは錯覚なのです。

カリフォルニア大学バークレー校の研究チームは、実際にこの実験を行い、興味深い結果が得られたことを報告しています。

研究チームは、互いに知らない４人の学生を組み合わせてグループをつくり、数学の問題を与え、協力して解いてもらいました。被験者グループの学生のやり取りはすべてビデオで記録され、それを見て、被験者には誰をリーダーにするか、決めてもらいます。

さらに、被験者グループとは関係ない第三者にもビデオを見てもらい、リーダーに誰がふさわしいかを別途、選んでもらいました。

すると、被験者も第三者も、同じ人物をリーダーに選びました。しかし、ここで選ばれたリーダーたちは、特に数学の能力がほかのメンバーより秀でているわけではなかったのです。

では、どのような基準で、彼らはリーダーとして選ばれたのでしょうか？

被験者には、数学の問題に取り組んでもらう前に、短い性格判定テストのようなものをやってもらっていました。そのデータと照らし合わせてみると、そのテストで「支配性」が高いとされた学生ほど、リーダーに選ばれやすいということがわかったのです。

ここで、「支配性」が高いというのは、ほかの学生を強制的に働かせたり、自分の数学能力の高さを認めさせるために恫喝《どうかつ》したり、などという行為を行ったということではありません。

とても単純なことなのですが、ビデオを見ると、「支配性」の高い学生は、一番最初に発言していたのです。

さらに彼らは、ほかの学生よりも強い調子、確信に満ちた様子で話す傾向がありました。

つまり、この実験から、「実力のある人がリーダーになる」のではなく、「確信のある人がリーダーになる」ということがわかったのです。

実力のある優秀な人であっても、リーダーに選ばれるとは限らない。その実力が確信をともなったときにだけ、リーダーにふさわしいとして、多くの人が納得してその人を選ぶのです。

日本における内閣支持率も、この原理に随《したが》うと見てよいでしょう。2013年5月、第2次安倍内閣の発足当時、その支持率は70パーセントを超えました。安倍首相が、具体的に国民にわかりやすい業績を挙げたことによる支持率の上昇とは考えにくく、おそらく「世界一」を連呼するなど、安倍首相の力強く確信に満ちた態度が国民に好感を持って迎えられたのだと解釈できます。

第1次安倍内閣の支持率が政権末期（改造前）で3割を切っていたことを考えると、非常に大きな違いでした。

「バカが見る～」～他人につられてしまう脳

雑踏のなかに、ただ上を見上げているだけの人がいたら、あなたはどうするでしょう？子どものころ、こんな遊びが流行りませんでしたか？

何もないのに、誰かが「あっ」と言って上を指さすと、ついそっちの方向を見てしまう。

そして、指さした子は「バカが見る～」といって、それを茶化すのです。

私も昔、ひっかかりました。

一見子どものたわいない遊びのように見えますが、他人の行動につられて反応してしまうこの現象を、きちんと心理実験として調べた人がいます。

その人物は、アメリカの心理学者、スタンレー・ミルグラム。ミルグラムと言えば、ドイツ映画の『es［エス］』で有名になった、「囚人と看守実験」（実験的に設定された監獄のなかで被験者を看守役と受刑者役に分けて生活させた結果、被験者は、その役割にふさわしい行動をとるようになることを証明したもの。50年前に行われた実験だが現在は禁止されている）を考案した人物としても知られています。


さて、このミルグラムの「上を見上げている人」実験は、何を意図してされたものかというと、行動の感染性と人数の関係を調べるのが目的でした。

実験の結果、街中に上を見上げている人をひとり配置したとき（見上げている先にはとくに何かあるわけではない）、そこを通りがかる人のうち、４割が、つられて上を見上げてしまうということがわかりました。さらに、４人の人間が上を見上げていた場合は、８割近くの人が、つられてしまうということも明らかになりました。

他人の妄想に人生を左右されないために～集団の同調圧力

ミルグラムの実験は外で上を見上げている第三者がいた場合、その行為がどのように伝染していくかを調べたものですが、組織の意思決定の場でそうしたことが起こった場合、人間がどのように振る舞うかを実験的に調べたのが、心理学者のソロモン・アッシュです。

アッシュの実験は次のような要領で行われました。

7～9人からなる被験者をテーブルの周りに座らせ、視覚的判断の実験をするとあらかじめ告げておきます。18対のカードを提示し、そして、一方のカードに描かれた3本の線のうち、もう一方のカードの線と同じ長さのものはどれかを、ひとりずつ順番に、大きな声で回答するよう求めるのです。

この課題そのものは、微妙な長さの違いを見分けるといった困難な課題ではなく、誰が見ても答えが明らかなほど難易度の易しいものにします。

さて、ここからがポイントなのですが、実はこの7〜9人の被験者のうち、真の被験者はひとりだけで、あとは全員サクラです。そして、真の被験者は常に、回答の順番が最後になる位置に座らせ、ほかの参加者の回答を聞いたあとに判断させるように仕向けます。

サクラは、18回の試行のうち、12の試行で、そろって同じ誤答をするように指示されます。

その結果、真の被験者のうち、なんと4割近くの人が、サクラに同調して、誤答をしたのです。

つまり被験者は、多数派であるサクラの誤答に合わせ、自分の判断を曲げたということになります。

さらにこの実験により、他人に同調しなかった被験者は、全員と異なった回答をするとき、かなりのストレスを感じたということも報告されました。

正しい答えがどれかわかっていても、誰もがそのとおりに振る舞えるとは限らない。間違っていても、つられてしまう。これが「同調圧力」です。

ミルグラムの実験とこのアッシュの実験は、人間の行動について多くのことを示唆してくれます。

街中で上を見る、という単純なミルグラムの実験では、そこに何もないということがすぐにわかりますが、アッシュの実験では、街中でなく会社や学校などの組織のなかという閉鎖的な環境でした。

そして、第三者によって仕込まれたサクラが、自身に都合のよい架空の情報を意図的に流したとしたら……。

近年、会社が社員を辞めさせるにあたって、退職勧奨をしても自発的に辞めない場合に、間接的な嫌がらせをして退職に追い込むという例が報告されています。

こうした方法で標的となる人物を追い詰めるやり口は「ガスライティング」と呼ばれています。ガスライティングは、イングリッド・バーグマン主演の映画『ガス燈《とう》』から命名されています。夫が妻に対して繰り返し「もの忘れや盗癖が目立つ」などと指摘し、妻に自分自身が精神病だと思い込ませ、精神的に追い込んでいく、いわば精神的虐待の様子がスリリングなタッチで描かれている映画です。

日本の労働法は解雇に関する規制が厳しく、安易に行ってしまうと訴訟のリスクも高いことが、こうした陰湿な手口が取られてしまうひとつの原因かもしれません。

ガスライティングでは、標的となる人物の感覚喪失、妄想、悪評、トラブル等を捏造《ねつぞう》または演出して、その社会的評価を失墜させ、自信、自尊心を徹底的に破壊して、その人自身が自滅したかのように見せかける、というのがその大まかな方法です。そして、標的となる人物の悪評の捏造や、妄想、感覚のおかしさを演出するときに、アッシュの同調圧力が利用されるのです。

標的の妄想を演出する代表的な手口は、人々がターゲットのことを話しているということを、明らかにわからせることからはじまります。

複数人のサクラを準備し、彼らと一緒に、標的のほうを見ながら、何かをささやくのです。間に冷笑を交えると、標的は自分がバカにされているのではないかと感じて、不安と不快感を覚えます。

強気な標的なら、笑われたりしたことに対して「自分のことを話しているのか？」と尋ねることができるでしょう。

けれど、そんなときの返答さえもほぼマニュアル化されているのです。

「はぁ？　自分がそんなに注目されているとか思ってるんだ？　自意識過剰じゃない？」

このようなことが繰り返されると、標的の自尊心は徐々に打ち砕かれていきます。サクラは多ければ多いほど、標的の不安感は増大してしまいます。誰も味方がいない、と感じるようになるからです。

9人のうち8人が同じ意見で、そこに自分ひとりだけ違う答えをする、というだけでもストレスになるのに、それが、自分以外がみんな、自分の悪評を吹聴《ふいちょう》している、誰も味方がいない、となれば、ストレスは信じられないほど大きくなってしまうでしょう。

ガスライティングでは通常、加害者がわからないように巧妙に仕組まれており、標的となった人はこれに対して対抗する手段がとりにくく、心を病んでしまったり、仕組んだ側の思惑どおり退職してしまったりします。最悪は、自殺してしまうケースもあります。

こんな、悪意で捏造された他人の妄想に、自分の人生を左右されてはたまりません。あなたの人生はあなたのものです。

もしも、こうした目に遭ってしまったら、自分の身を守るためにできることは、信頼できそうな第三者に紹介してもらった医師のセカンドオピニオンをとる、ＩＣレコーダーなどの録音装置・防犯カメラを準備する、などです。

おそろしいことですが、産業医の診断だけを信用できるような状況には、現実的にはおかれていないでしょうし、また、何か証拠をひとつでも見つけられたら、それは自分の精神を守るために大きな役割を果たすだけでなく、譲歩を引き出すためのツールとして使えるからです。

でも、個人がそこまで対処しなければならないほど、陰湿なことをして社員を辞めさせようとするような会社なら、経営状態も知れているでしょうから、先が見えているかもしれませんね。
そんな会社のために働き続けるというのも、バカバカしいことかもしれません。

脳は物事にパターンを見出したがる～因果関係と相関関係のトリック

次の文を読んで、どう思いますか？

> 幸福度の高い人にはお金持ちが多い。
> したがって、お金持ちになれば、幸せになる。

なるほど、あり得そうなことかもしれませんね。
でもこれ、論理的には、間違った推論なのです。
同じ論理的な間違いを犯している、こちらの推論を見てみてください。

水難事故が多くなるとき、アイスクリームの消費量が増えていることがわかった。

したがって、アイスクリームの消費を制限すれば、水難事故が減る。


アイスクリームを減らすとなんで水難事故が減るの??

どう考えてもおかしいですよね。

では、どこに論理的な誤りがあるのか、指摘できますか?


これは相関関係と因果関係を混同してしまっているところに、誤りがあるのです。


水難事故が多くなる時期は、気温が高い時期ですね。

アイスクリームの消費量が増えるのも、気温が高い時期です。

つまり、この2つの事柄の間には「気温が高い時期」という共通の因子が隠れているのです。


2つの出来事が同時に起きると、私たちは、一方がもう一方の原因になったと考えてしまいがちなために、先のような奇妙な推論が導かれてしまうのです。

2つの物事が同時に変化するとき、そこには相関関係があると言います。

私たちには、ただAとB、2つのことがらに相関関係があるだけで、そこに因果関係を推測してしまうというクセがあります。因果関係とは、Bという結果の原因はAである、という関係のこと。これも、人間の脳が、物事にパターンを見出したがる性質・ゲシュタルト知覚を持っているために起きる錯覚のひとつです。

相関関係と因果関係を混同すると、正しい原因を見失い、間違った原因を追求することになってしまいかねない危険が生じます。

たとえば、こんな例です。

組織が腐敗すると、問題点を指摘する人が増える。

したがって、問題を指摘する人を減らせば、組織の腐敗は防ぐことができる。


この文章の間違いは、この本を読まれた方なら、もう指摘できますよね。

いったん組織がおかしくなりはじめると、腐敗が加速度的に進んでいってしまう。その背景には、こんな錯覚がひそんでいるのかもしれません。

脳の錯覚でチャンスを逃さないために

本来、ランダムに起こるべき複数の出来事を、何らかの相関があると誤認してしまう錯覚のことを「クラスター錯覚」と言います。


ゲシュタルト効果のところでは、まったく関係ないものでも、視覚的にまとまりを持って感じられるものを、ひとつのかたまりとして見てしまうという現象をご紹介しましたね。

クラスター錯覚は、同じように、まったく関係ない出来事がまとまって起きたとき、それがまるで意味のあるもののように感じられてしまう、という錯覚です。

たとえば、コイン投げで、表が3回連続して出たとしたら。

表に賭け続けていた人のことを「運がいい」とか「ついてる」とか、思ってしまいますよね。そして、「幸運は長くは続かない」「次にはきっと裏が出るに違いない」と考えてしまう人も少なくないと思います。

これは、実は、間違いなのです。

実際は、20回連続してコインを投げた場合、表が続けて4回出る確率は、50パーセントもあるのです。

このような誤謬《ごびゅう》が、クラスター錯覚です。

本当は、20回連続してコインを投げたとき、表と裏が規則正しく交互に表れるほうが、確率的にいえば起こりにくいのです。しかし、何回も連続して表が出たとしたら、そこに何らかの意味を勝手に妄想してしまい、次は裏が出るだろう、と決めつけて、裏に賭けてしまう人は多いでしょう。もしかしたら、表が出やすいコインなのかもしれない、ということは頭の端にも浮かべずに……。

コイン投げのようなランダムな事象では、確かに、結果は大数の法則に随います。大数の法則、というのは、コインや投げ方に細工をしていない場合、コイン投げの回数を非常に多くすれば、表と裏の出る確率はほぼ等しく50パーセントに近づく、というものです。ですが、これは、表が出たら次は裏が出る、ということを意味しません。なのに、なぜか、人間の感覚は、同じ事象が続くだけで、論理的に考えることを放棄してしまう。そして、あっさりと、脳の勝手な妄想に騙されてしまうのです。

コイン投げの例で見たように、チャンスというのは、どんな人にも、完全に均等に与えられています。

ですが、多くの人々は、自分の見ているものが、もしかしたら錯覚かもしれない、なんて、思いもよらない。

自分が冷静に観察していると思っている現象は、ひょっとしたら脳のつくり出した幻想かもしれないのですが、ほとんどの人はそれに気づきません。そして、論理的に歩を進めていくことを忘れてしまい、すぐ近くに転がっているチャンスを逃してしまう人が実に多いのです。

これは、とても残念なことだと思います。

さて、クラスター錯覚の話に戻りましょう。

「テキサスの狙撃兵の誤謬」というジョークがあります。このジョークは、ある狙撃兵に、上官が腕前をたずねる、というところからはじまります。

腕前についてたずねられた狙撃兵は、遠くにある壁に描かれた的のど真ん中に、命中している弾痕《だんこん》を指さしました。上官はそれを見て、彼の腕前にいたく感心するのですが、しかし、この的、実は、壁についた弾痕に、あとから描き足されたものだったのです。

このように、人間の脳というのは、まったく独立な事象にもかかわらず、それがまとまって存在すると、それらの事象を独立でないと錯覚してしまう傾向があるのです。

「壁に的を描く」という事象と「壁に弾痕をつける」という事象は、この話のなかではまったく別々の出来事でした。しかし、脳は、的のど真ん中に弾痕があるというだけで、「やつはすごい腕前を持っている」という誤った考えを自動的に生成してしまいます。

脳って、本当に騙されやすいですよね。

実は、このクラスター錯覚、松本清張の推理小説『点と線』にも使われています。松本清張がクラスター錯覚という言葉を知っていたかどうかは、謎ですが……。

以下、まだお読みになっていない方にはネタバレになってしまいますから、これから『点と線』を読むという場合には、この項の以下の段落は飛ばしてくださいね。

『点と線』では、まったく関係のない2人の男女を列車に同席させ、その情景を、時刻表トリックを用いて、第三者にわざわざ目撃させる、という手の込んだことをします。そして、この2人を別々に殺害し、その死体を同じ場所に運びます。そしていかにも、2人で情死したかのように見せかけるのです。

おそらく松本清張は、まったく独立な事象が時を置かずして生じたとき、それを勝手に結び付けようとしてしまう人間の脳の性質（文学的に表現するなら、人間の業とでも言うのか）について、この作品で描き出したかったのだろうと思います。

さすが昭和の文学界を代表する作家というべきか、松本清張の人間観察眼、やはり凄いなとうならされてしまいます。

当選確率1000万分の1でも、宝くじを買ってしまうわけ

宝くじ、実は私は一回も買ったことがないのですが、多くの人が買うからには、きっと魅力のあるものなのだろうと思います。

当たる確率や、配当の期待値を考えると、私にはあまり割の良いゲームには思えないのですが、それでも宝くじに、夢というかロマンというか、そのようなものを感じて、売り場に並ぶ人も多いようです。

「当たる確率は低いけれど、買わなきゃそもそも当たる確率はゼロ」

「滅多に当たらないのはわかっているけれど、オレは運がいいから、買い続けていればい

つか幸運の女神が微笑むかも」

このような考え方には、「認知バイアス」が大きく働いています。

宝くじの年間売り上げは約1兆円になると言います。そのうち、配当にまわされるのは半分以下です。

また年末ジャンボ宝くじは、1枚買って、1等が当たる確率は、約500万分の1（2010年までは1000万分の1）。つまり、東京都の赤ちゃんからお年寄りまで全部あわせた人たちのうち、2人にしか当たらないのです。

……となると、ちょっと割に合わないな、と考えるのが自然かなと思うはずです。でも、人々の行動を見ているとどうも、そんなふうに、合理的に考える人ばかりでもないようなのです。

人間は、論理的に導かれた結論よりも、根拠のない、「オレはついてる」「私だけには当たるかも」という考えを信じてしまいがちです。「オレだけは事故に遭わない」「私だけは助かる」という思い込みも、その典型的な例と言えるでしょう。

この、根拠のない思い込みを「ヒューリスティック（仮説思考）」と言い、正しい結論からそれを遠ざけてしまう先入観や偏見のことを「認知バイアス」と言います。

もしかすると、自分には当たるかも……というのは、認知バイアスのうちの、「感情バイアス」に当たります。心理的なバイアスには、ほかにも、「正常性バイアス」「同調性バイアス」「確証バイアス」「集団性バイアス」などがあります。

正常性バイアスというのは、東日本大震災後でも話題になりましたが、どんなに緊急を告げる警報やアナウンスがあっても「たいしたことはないに違いない」「どうせ誤作動だろう」と、何の根拠もなく、勝手に解釈してしまうという認知バイアスです。これに、「みんな普通にしているし」「ひとりだけ慌《あわ》てたらカッコ悪いな」などの同調性バイアスが加わると、さらに、逃げ遅れる人が多くなってしまうことになります。

元東京女子大学名誉教授の広瀬《ひろせ》弘忠《ひろただ》氏によれば、強い正常性バイアスや同調性バイアスがかかるために、日本では、避難警報が出ても、避難率はなんと、いつもゼロから数パーセントという低さにとどまってしまっているそうです。

いざというときに、自らの命や、大切な人の命を失ってしまわないように、正常性バイアスの罠については普段から意識しておきたいものですね。私たちの脳がどれほど、認知バイアスにころっと騙されてしまうものであるか、しっかりと覚えておくべきでしょう。

さて、確証バイアスというのは、自分の根拠のない先入観をたよりに、それに沿う情報だけを集め、そうやって集められた情報から、特定の人の性質を決めつけてしまうような認知バイアスのことです。

たとえば、「○○出身の人はやっぱり粗暴で仕事が雑なのよね……」といったような具合です。ここに集団性バイアスが加わると、さらに話がややこしくなってきます。集団性バイアスというのは、個人では常識的判断が働くのに、集団のなかに入ると、どんどん意見が極端になってしまう傾向のことを言います。「リスキー・シフト」とも呼ばれます。

かつての欧州では、キリスト教とユダヤ教の教義の違いに由来した、ユダヤ人に対するある種の確証バイアスが働いていました。第2次世界大戦中のナチス・ドイツにおける反ユダヤ主義がその極端な典型例です。「ユダヤ人はずる賢い守銭奴で悪党」というイメージです。

冷静に観察すれば、ユダヤ人だって普通の人と変わらないし、非ユダヤ系ドイツ人にだってずる賢い人もいることくらい、すぐにわかるはずなのですが、集団性バイアスにより、市井の人の意見もどんどん過激になっていきました。

ホロコースト（第2次世界大戦中にドイツがユダヤ人に対して行った大量虐殺）という歴史的な大事件が起こってしまった背景には、こうした認知バイアスが働いていたのです。

第3章

成功する人が使っている心理効果

脳は勝手に妄想をつくり出す

売れている本だから、きっと面白いに違いない？

書籍の帯に、「たちまち増刷！」「10万部突破！」なんて書いてあったりすると、なんとなく目について、時には、手にとってしまったりしませんか？　また、家電量販店に行って、店員に「この製品が最近流行っているんですよ」なんて言われると、つい、必要もないのに買ってしまって、奥さまに怒られてしまったり……。

そして、これが一番有名な効果だと思いますが、選挙などで、自分の票を死に票にしたくないという心理が働き、優勢が伝えられる候補者に投票する、という現象もあります。

「なんか、みんな石原慎太郎さんに投票しているようだから、僕も石原さんに入れようかな……」

これが、「バンドワゴン効果」と呼ばれるものです。

ただ、日本では伝統的に、判官びいきの傾向も根強く存在します。これは「アンダードッグ効果」と呼ばれ、劣勢の側や落ち目の人を応援したいという気持ちが強く働くことを指します。

さて、バンドワゴンというのは、パレードの先頭で音を鳴らす楽隊車のこと。みんなが買っている、みんなに支持されている、というだけで、自分がしっかりその製品を調査したり、その人物や政策を検証したりしたわけでもないのに、「みんな」の評判を信頼して買ったり、心情的に味方になったりしてしまうのです。

個人消費がこれで促進されるのなら日本の経済にとっては良いことだな、と個人的には思います。が、一方で、国の行く末を決める政治家が、十分な政策論議を経た結果としてでなく、こうした安易な心理的錯誤により左右された結果として選ばれてしまうというのは、日本という国にとって、あまりに悲惨で、危険なことです。

自分の意思決定は、脳の勝手な妄想に基づいているものなのかもしれない。このことを、読者のみなさんには、たとえば選挙の前になったらもう一度、頭の片隅から引っ張り出して、考えてみていただきたいなと思います。

国の未来に対しては、政治家に任せっぱなしにするのではなくて、一人ひとりがちゃんと、あれこれ「妄想」してみる。そして、その姿を実現できそうな政策はどれか、それをちゃんと実行できる政治家は誰か、一人ひとりが選んでいく。

これはいわゆる理想論で、まさしく私の妄想なわけですけれど、実はこういう選挙こそが成熟した民主主義の選挙で、それができるというのは、民度の高さのひとつの指標であると言えるでしょう。現在はあまりに、他人の妄想に振り回されすぎてしまっていると思います。


また、このような、流行のもの、売れているものに惹かれてしまう心理のほかに、次のような例も、バンドワゴン効果と呼ばれます。


クラスの大部分の男の子から、人気を集めている女の子Aさんと、いまいち人気のないBさんがいたとしましょう。こうした状況のなかでは「本当は、僕はBさんが好きなんだよな」と思っていても、なかなか「僕はBさんが好きだ」と公言できなかったりします。

つまり、集団のなかでは、多数派になろうとする心理が働くのです。

ただし、反対に、目立つ少数派になりたい、という心理が働く場合もあります。これは「スノッブ効果」と名づけられています。多数の支持があることを嫌って、マイナーなものを支持しようとする行動のことです。

たとえば、村上春樹の小説が売れている、というニュースが大きく流れると、その小説を読んだわけでもないのに、「村上春樹っていまいちだよね」と嘯《うそぶ》きながら、難解でカルト的な小説を書く同人作家を支持したりしはじめる、なんていう行動が、それにあたります。

売れていても、売れていなくても、良いものは良いし、いまいちなものはいまいちです。できれば、バンドワゴン効果に撹乱《かくらん》されない、自分の評価基準をしっかり持っていきたいものです。

デフレとインフレどっちが怖い?～貨幣錯覚

ご存じのとおり、デフレ(デフレーション)というのは、物価が継続的に下がり、貨幣価値が上がっていく現象のことを言います。その逆が物価が継続的に上がり、貨幣価値が下がっていくインフレ(インフレーション)です。

つまり、デフレは「持続的な物価下落」ですから、物価が下がって人々の暮らしは良くなるのではないか――そんなふうに思う人も、もしかしたら多いかもしれませんね。インフレよりよっぽど良いのではないかと。

たしかに、物価が下がる理由としては、技術革新、安い外国製品の進出、流通の効率化といった、消費者に嬉しい要因もあります。そういうことであれば、私たちの実質的な生活水準は上がり、なおかつコストは抑えられているのだから、デフレに悪いことなど何もないのではないか、と思うでしょう。

しかし、ニュースや経済雑誌などでは、デフレが深刻だの何だのという記事がたくさん掲載されます。これはどうしてなのでしょうか。ただ経済界の人々が、自分たちの儲けが減ってしまうからデフレを叩いているだけではないのか、経済人は消費者の敵！　などと、短絡的に考えてしまってはいけません。

たしかに、どうしてデフレが悪いことなのかは、一般の人にとって、わかりにくいことかもしれません。

ひらたく言うと、デフレの問題点は、経済を縮小させてしまうところにあるのです。

要するに、預金を持っている人は、使わずに貯め込んでおけばおくほど、その価値が上がることになり、お金をなるべく使わないようになります。また、仕事そのものが減っていくので、失業の可能性が高まってしまう。さらに、ローンが組まれている場合は、その借金の重みが相対的に増してしまいます。

こうなると、誰もが守りに入って、ますますお金を使わなくなるのです。そして、「誰もがお金を使わない」ということ自体が、さらに経済を縮小化し、不況を深刻にしていってしまう。

非常に単純な説明ですが、これが、デフレのありがたくないところです。

ここで、デフレのときの、自分のお金の使い方について、ちょっと考えてみてほしいと思います。

たとえば、1パーセントのデフレ経済下で、あなたの手取りの給料が年間500万円から499万円に下がったとします。

このとき、実質的な購買力＝収入と考えると、収入そのものは増えている、ということがわかりますか？　数式を書くとアレルギーを感じる人もいるかもしれませんから、ここには書きませんが、もし時間があったら、計算してみてくださいね。

しかし、購買力そのものは上がったにもかかわらず、額面の給料が減っていると、心理的には支出を減らそうとする効果が働いてしまうのです。

これを、「貨幣錯覚」と言います。

貨幣錯覚は、20世紀初頭のアメリカの経済学者、アーヴィング・フィッシャーによって発見・命名された心理現象です。フィッシャーがこの現象を発見してからも、多くの研究者によって、貨幣錯覚がたしかに存在することが確認され、精密な実証分析や実験が行われました。

お札そのものや、預金通帳の数字というのは、それ自体が何か有用であるわけではありませんよね。100円ショップに売られているような、「子ども銀行券」を想像してみてもらえると、実感できると思います。

では、お金が価値を持つのは、なぜでしょうか。

それは、お金によって、モノやサービスや、自分が必要とする「何か」を購入することができるから。そして、それによる満足を得られるからです。

つまり、お札そのものや、預金の数字自体にはあまり意味がないのです。

本当に重要なのは、実質的な購買力。

それでも、人間は、額面上の数字に騙されて、行動を決定してしまうのです。

今度は、先ほどのデフレの例とは逆に、インフレのときを考えてみましょう。

10パーセントのインフレが起きることを知っている企業があったとします。その企業が、額面上、手取りの給料を5パーセント引き上げてくれたとしましょう。

このとき、実質的には、購買力としての賃金は低下しているということがわかるでしょうか？

しかし、雇用されている側は、インフレが起こることを知らないので、名目的な賃金の上昇だけしか見えません。このとき、企業側が「給料が増えた分、もっと働きなさいよ」というようなメッセージを労働者に発したとします。雇用されている者は、それに応えようとするでしょう。これは、企業が貨幣錯覚を利用（悪用？）しているひとつの例であると言えます。

さて、次の2つの状況を考えてみてください。

A●2パーセントのインフレ経済下で名目賃金を1パーセント引き上げる
B●1パーセントのデフレ経済下で名目賃金を2パーセント引き下げる

Aと**B**とは、実質的にはほとんど同じことです。しかし、給料をもらう側は、名目賃金が減ってしまう**B**に対して、**A**よりもずっと強く反対するということもわかっています。これも、貨幣錯覚のひとつです。

どうでしょうか？　人間は、一般的に考えられているよりもずっと、合理的な思考からほど遠い生き物なのです。人間にとって大切な貨幣の価値についてすら、合理的な判断をせず、あっさりと錯覚に騙されてしまいます。デフレの本当の怖さ、これからは、少しずつ意識してみてくださいね。

本当はどっちが得か?〜冷静な判断ができなくなる「サンクコストの錯覚」

「サンクコストの錯覚」も日常的な錯覚のひとつでしょう。

サンクコストとは、「埋没費用《まいぼつひよう》」のこと。英語で書くとsunk costですね。埋没、というのは、文字どおり、何らかの行為に投資した資金のうち、その行為を中止したり、コミットメントを縮小したりしたとしても、絶対に回収できない費用のことを指す用語です。

たとえば、あなたがレストランで3万円のコースを注文したと仮定しましょう。

しかし、期待していたよりずっと食事のレベルは低く、お店の対応もいい加減で、雰囲気もいまいち。途中で出ようとしても、コースの値段は支払ってほしいとお店側からは言われたとします（店長を怒鳴りつけ、支払わずに出て行く、という方向性はこの場合、考えないでくださいね）。

このとき、2つの選択肢があり得ます。

A●たとえ不味《まず》かったとしても、最後までコースを味わう

B●レストランを出て、ほかの店に行く

この例では、コース代3万円と、レストランを出るまでの時間が埋没費用です。この埋没費用は、どの選択肢を選んだとしても、回収することができません。

Aの場合、コース代3万円に加え、それまでの時間とこれから食事にかかる時間を失うことになります。

Bの場合、コース代3万円と、それまでの時間を失うことになります。しかし、残った時間は、あなたの自由に使うことができます。

このとき、さらに時間を浪費してまで、美味しくないと感じる食事を続けることは、経済学的には合理的な選択ではありません。一方、レストランを出て、残りの時間を有効に使うことは、合理的な選択と言えます。いわゆる「損切り」できるかどうかが問題となる

わけです。

しかし、多くの人は、3万円がもったいない、高額な代金を支払うのだから、元をとらなければ、などと考え、美味しくない食事を最後まで食べ続けることに時間を使ってしまうのです。

これが、サンクコストの錯覚です。人間というのは、すでに投資してしまった、という事実に引きずられやすく、合理的な判断ができなくなってしまう傾向があるのです。

恋愛や結婚生活でも、同じ現象が見られることがありますね。

これだけのデート代を払ったのだから、この女性と結婚しなければ元がとれない……。ずっと我慢してきたのだから、ここで離婚したら、これまでの我慢が水の泡になってしまう……。

どちらの例も、サンクコストの錯覚に、脳が騙されている状態だと言えるでしょう。

サンクコストの錯覚は、「コンコルド効果」という名前でも知られています。こちらの名前で知っている人のほうが、もしかしたら多いかもしれませんね。

これは、コンコルドという飛行機の開発から運航終了までのストーリーに由来した命名です。

コンコルドは、イギリスとフランスが共同開発した、最高時速マッハ２の旅客機で、開発当初は「夢の超音速旅客機」と呼ばれた機体でした。

コンコルドが華々しく登場した当初、世界の主要な航空会社はこぞってコンコルドを発注し、ライバルのボーイング社も、追いつけ追い越せで超音速機を開発するという状況にありました。

ところが、いざ完成してみると、コンコルドは通常よりも長い滑走距離を必要とするため、多くの空港を改修する必要があることがわかりました。さらに、超音速によるソニックブーム（衝撃波）が問題となり、コンコルドの上空通過を拒否する国が続出。超音速で飛べるのは海上だけに限られてしまいました。そのため、就航も、大西洋を横断する数少ない路線だけになってしまったのです。

さらに、燃費の悪さや運航コストの高さが追い討ちをかけます。また、当時のオイルショックによる燃料費の高騰も、コストに跳ね返ってきました。

結局、ほとんどの航空会社は発注をキャンセル。最終的には20機しか製作されず、商業的には大失敗に終わってしまいました。

そして、2000年に起きた墜落事故がきっかけとなり、ついに開発費を回収することができず、2003年に全機が退役、商業運航を終了したのです。

コンコルドの開発と同時に行われていた、より高速、大型のボーイング2707の開発ですが、コンコルドの失敗を教訓に、開発がキャンセルされたと言います。これは、サンクコストの錯覚に惑わされない、合理的な判断と言えるでしょう。アメリカ人はこういう合理的な損切り判断が、得意ですね。

嫌なタスクを楽しくやらせるトリック～せめぎあう脳

誰にも、ちょっと高い買い物をしてしまったな、という経験があるのではないかと思います。

たとえば、1本がものすごい値段の、超高級なワインとか。

でも、いざ飲みはじめてみると、あまり美味しいとは思えない……。

そんなとき、人間の脳のなかでは、こんな2つの思い（認知）がせめぎあっています。

A●「高いお金を払って買ったワインなのだから、良いものに違いない」

B●「しかし、どうにも、美味しくない」

この**A**と**B**との矛盾する認知がせめぎあっている状態を、「認知的不協和」と言います。脳は、この矛盾状態をとても不快に感じますから、どちらかの認知を変化させることで、ワインの価値を正当化しようとするのです。

どういう変化をさせるかというと、たとえば「味そのものは好みではないが、やはり深みと歴史を感じる」と、別のところに価値を見出そうとしたり、あるいは「今の私には美味しいとは思えないが、飲み方が違うのかもしれない」、「自分の舌が肥えていないだけかもしれない」と、自分のせいであると思い込もうとしたりするのです。

このように、2つの認知の間に不協和関係ができたとき、それによって生じる不快感を少しでも緩和させるために、脳は勝手に妄想をつくり出します。この例では、本当にワインが美味しかった場合よりもむしろ、美味しくなかった場合のほうが、このワインに対する思い入れが強くなることもしばしばです。

詳しくこの現象を解析したのがフェスティンガーとカールスミスでした。フェスティンガーらは、実験に参加する被験者を2つのグループに分け、それぞれのグループに、とても退屈な課題を実行させました。そして、課題終了後、隣の部屋で待っている別の学生に「この実験は非常におもしろかった」と、事実に反する内容を伝えるように指示したのです。また、この実験への参加報酬として一方のグループには1ドル、もう一方のグループには20ドルが支払われました。

すべての実験プロセスが終了したあとの、被験者の内観レポートは興味深いものでした。1ドルを渡されたグループの被験者は、20ドルを支払われたグループの被験者よりも、実験の内容がおもしろかったと報告したのです。

つまり、1ドルを渡されたグループは、「退屈な課題だった」という認知と、「『楽しい課題だった』という嘘をほかの学生に伝えた」という認知的不協和を強く感じたわけです。そして、「課題は本当に楽しかったのだ」と、認知を変容させることによって、この認知的不協和を解消しようとした……そう、フェスティンガーは考えました。

一方、20ドルを渡されたグループは、同様の認知的不協和を感じていたはずですが、認知を変容させるまでには至りませんでした。なぜなら「課題は楽しくなかったが、20ドルをもらったから嘘をついたのだ」と、別の理由づけをすることが可能で、そのことによって認知的不協和を解消することができたからです。

この認知的不協和、単におもしろいね、だけで終わらせるにはもったいないくらい、実は応用が利くのです。

たとえば、小悪魔的なテクニックですが、人の気を引くのが上手なキャバクラ嬢などは、こんな感じで認知的不協和を自然に巧みに応用しているのではないでしょうか。

まず、

「今週、私の誕生日なんだ〜。××さん以外はお客さん、みんなプレゼントしてくれたよ！」

などと言って、「バンドワゴン効果」（みんながやっているならオレもやらないとダメかな、という気持ちを起こさせる心理効果）を使ったゆさぶりをかけます。お客さんが、

「オレもこの子にプレゼントしなきゃダメかな」

と思ってくれたらしめたもの。

「そしたら、○○が欲しいなあ」

と言って、できるだけ手に入れにくいものを指定します。

古くは日本の名作古典『竹取物語』でもこの現象は応用されていますね。無理難題をふ

っかけて、求婚者たちの恋心を煽《あお》るかぐや姫。なかなか頭の良いお姫さまです。

さて、そうすると、××さんは、

「プレゼントを探すのがものすごく大変だった」

「なんで彼女でもないこの子のために」

という2つの認知の間で揺れ動きます。まさに、認知的不協和ですね。

そして、脳はこの矛盾に耐えられないので、これを解消しようとして、

「オレ、もしかしてこの子のことが好きなのか」

という認知の変容が生じるのです。


もちろん、明らかに錯覚なのですが、恋愛とはすべからく、錯覚のようなもの。お客さんにこの認知を上手に誘導できたとしたら、これはキャバクラ嬢の大勝利と言えるでしょう。


さらに、これを職場で応用することも……。

たとえば、従業員や部下に対して、嫌な仕事をやらせる。

でも、報酬は十分には与えない。

どうですか？　このとき、認知的不協和が生じていますね。

「俺はいま、つらい仕事をしている」

「つらい仕事だが、報酬は少ない」

この2つの認知の間で揺れ動いた人は、認知的不協和を解消するために、このように認知を変容させます。

「俺は、報酬が少なくても、この仕事が好きだから、やっているんだ」

決して楽とは言えない仕事を、十分とは言えない給料で続けていける人たちの心理状態は、おそらくこういうものです。


こう書いてしまうと、ちょっと身《み》も蓋《ふた》もないような感じがするかもしれませんね。脳がつくり出す世界というのはとても強力なので、それを離れて完全に合理的に物事を見なければならないときは、たしかに、非常に精神的な抵抗が大きくなるものです。

覚えておいていただきたいことは、十分な報酬が、満足度の向上につながるとは限らないということ。

時には、意図的に認知的不協和の状態をつくり出して、社員の脳が勝手につくり出す妄想によって、満足度を高めていく必要もあるでしょう。

ただ、近年は、ブラック企業の話が絶えずどこかで話題にされ、ワーキングプアの実態についての話もしばしば耳にします。経済不況が長引き、雇用環境が冷え込んでいることを利用して、経営者が自らの利益を確保するためだけに、こうした心理効果を卑怯なやり方で利用するのは賛成できません……。

一方、人間というのは、あっさり、自分自身のつくり出した妄想に引っかかってしまうのだ、ということを、ぜひみなさんに知っておいていただきたいと思います。そして、こういう現象があるということを知った上で、自分の適正な価値をきちんと評価してくれる人と、納得のいくお仕事をしていかれることを、心から念願しています。

東大卒は本当に頭がいいの？

「ハロー効果」という言葉を聞いたことがあるでしょうか？　ハローというのは、〝こんにちは〟の挨拶ではなくて、キリスト像や、仏像・菩薩像などの後ろに描かれたり設置されたりしている、光背《こうはい》のことです。英語で書くと、Haloですね。その存在が輝いている様子を表現するための、きらきらエフェクト、とでも言いますか。

さて、この光背と同じような効果が、彫刻や絵画だけではなく、実在の人物にもあるのです。

たとえば、「ブラジルでサッカーをやっていた」と聞いただけで、その人のことを、ものすごくサッカーのうまい人なんだと思ってしまいませんか？　実際のプレーを見たこともないのに。

そして、職場や地域のサッカー大会の前に、メンバーにぜひ入ってほしい！　と、一回もプレーしているところを見ないうちからオファーを入れてしまう、なんてこともありそうです。

また、たとえば、「東大を卒業している」というだけで、その人は頭がいいんだろうと思ってしまったりしませんか。その人がどんな人なのか、実際に話したことすらないのに、東大卒のその人は「頭がいい」という前提で、会社での採用が決まってしまったり、プロジェクトが勝手に進んでしまったり……。

自分の話で恐縮ですが、私についてもそうかもしれませんね。

この本のカバーにあるプロフィール欄を見てみてください。

「どうもこの中野という人は東大卒で、医学部の大学院で脳だの心理だのを勉強して、医学博士で、何だかよくわからないけどＩＱが高いＭＥＮＳＡという団体に入っているらしい……」

そういう事前情報があった上で、もし、私とお話しする機会があったとしたら。

あなたはどんなふうに感じるでしょう？


ちょっと想像してみてもらえましたか？

初対面ということもあるでしょうが、それを差し引いても、やや緊張気味になり、どうも構えてしまうような感じがするのではないかなと思います。

ものすごく頭のいい人だったらどうしよう？　脳とか心理とか勉強しているみたいだし、全部見すかされてしまったらどうしよう？

バカなことをうっかり言ってしまって、軽蔑されないか心配だ。

あとあと聞いてみると、そうした感想をもったという人もいるようです。

実際の私は、学問を修めただけで、社会経験は少ないですから、現実の人間関係に関しては、これから勉強することばかり……。世間知というようなものはむしろ、読者のみなさんのほうが豊富かもしれません。

いずれにしても、私という実物とは、会ったことも、話をしたことがなくても、あなたの脳は自動的に、あなたの「中野信子」像をつくってしまいます。

東大とか、医学博士とか、脳とか、IQ……などの言葉をもとにして。

そして、この自動的に像を結ぶプロセスのなかに、東大、という単語が入ってくると、東大、という言葉の持つイメージに、その像が大きく影響されます。

実際には一度もコミュニケーションをとったことがないわけですから、本当に頭がいいのかどうかは、わからない。それでも、

「『東大』卒なんだから、きっと頭がいいに違いない」

と、脳が勝手に像を結んでしまう。

これが、ハロー効果です。

菊池寛の短編に『形』という名作がありますね。青空文庫で読めますから、ぜひ読んでみてください。
この小説は、ハロー効果の本質を巧みに描いた、警句的な作品です。

槍の名手であって、敵に畏怖された「槍中村」こと中村新兵衛は、戦のときには常に猩々緋《しょうじょうひ》の鎧《よろい》に唐冠纓金《とうかむりえいきん》の兜《かぶと》を身につけ、実に華やかないでたちの武者であることが敵味方に広く知られていました。しかしある日、元服したばかりの若武者に請われて、その鎧兜、つまり「形」を、若武者に貸し与えることになりました。新兵衛は、代わりの地味な鎧兜で戦場に出ます。が、実力は変わっていないはずなのに、案に相違して、新兵衛は苦戦してしまいます。そして最後には、勢いづいた敵兵に、脾腹《ひばら》を刺し貫かれてしまうのです。

「槍中村」という名声は、新兵衛の実力などではなかったという残酷な事実。
この名は、敵味方問わず多くの人が、過大な評価をした結果の、虚像にすぎなかったのです。

その虚構の象徴が、猩々緋の鎧に、唐冠纓金の兜でした。

新兵衛と対照的に、「槍中村」の象徴であった派手な鎧と兜を身につけ、初陣を勝利で飾った若武者の姿が作中、非常に印象的です。

菊池寛は、ハロー効果なんていう言葉はきっと知らなかったと思いますが、やはり大作家の人間観察眼は凄いなと思わされます。

あの人は東大を卒業した人だよ、ばかりでなく、彼はかつて○○でこんなプロジェクトを成功させた人だよ、とか、彼女は××出版社でミリオンセラーを出した人だよ、なんていうフレーズも、「猩々緋の鎧に唐冠纓金の兜」、と同様の効果を持つことがおわかりいただけるでしょうか。

警察のユニフォームや、ブランド品のロゴ、イメージや思い込み、権威が先行して、これらと実体が別のものであるということに気づかず、勝手に相手を過大評価してしまうというようなことは、しばしば起きてしまう現象です。

ただ、強力に見えるこのハロー効果にも、賞味期限があります。

300人弱の女性のプロフィール（顔写真・自己PR・経歴・趣味・結婚歴・家族・出身地・年齢）を、400人の男性被験者に見せ、各女性のパーソナリティーについて想像で評価してもらう、という実験を行った人がいました。

すると、ほとんどすべての男性被験者が、顔写真を重視して評価をしたのです。

女性が美人の場合、「彼女はお人好しだろう」「嘘をつけないタイプだ」と評価する一方で、不美人に対しては、「頭は良さそうだが、イジワルで計算高いタイプだ」と評価する被験者が多数を占めるという結果になりました。

どうですか？　ひどい、と思うでしょうか？

でも、ハロー効果に賞味期限があるせいで、一番気の毒なのは実は、美人のほうであるという結果になることもわかっているのです。

外見の美しさによる最初のハロー効果として、「美しくて知的で性格も良い」とやたらと高い評価を受けてしまうと、その後、どんな些細《ささい》なミスをしても、評価が下がり続けることになります。

最初の期待が大きいと、必要以上に幻滅されてしまう。

これを「ロス効果」と言います。

一方、外見がさほど美しいわけではないために、性格も良くはないのだろうと評価された女性に関しては、逆の効果が働きます。どんなに小さなことでも、振る舞いの美しさや、ちょっとした気の使い方で、評価が上がっていくのです。

こちらは、「ゲイン効果」と呼ばれます。

このゲイン効果を悪用する人もいます。結婚詐欺の常套手段《じょうとうしゅだん》とも言われるくらい、効果的な方法です。くれぐれも、ひっかからないように、気をつけてくださいね。

しばらく前に、ある女性が次々と婚活を装って、複数の男性を性的に誘惑し、金銭的に援助を受けたとして結婚詐欺容疑で逮捕されました。通称・木嶋佳苗事件と呼ばれる事件ですが、おそらく、この事件では、ゲイン効果がたくみに使われたと推測されます。

まず最初に、相手の男性には、美人ではなく性格も良いわけではないという負の印象を与えてしまうのです。そして、徐々に、親切な面や、しぐさの品の良さなどを演出していく。最初はそうでもないと思ったけど、意外に素敵な人なんだな……。これが、ゲイン効果です。

こうして、狙われた男性は、この女性のとりこにされてしまったのです。

「いつも早くて助かります」〜先に良いレッテルを貼ってしまう効果

誰にでも、相性の良い人、悪い人が、いると思います。

で、どちらかというと相性が合わない、苦手な人、嫌な人のほうが、やっぱり気になりますよね。

できれば面倒な事態は避けたいし、可能なら上手にコントロールしたい。

そんなふうに願う人も多いだろうと思います。


そこで、苦手な人をうまく誘導するために使える技のひとつとして、ご紹介したいのは、「ラベリング効果」です。

ラベリングとは、その名のとおり、コミュニケーションのなかでさりげなく先手をとり、相手に望ましいレッテルを先に貼りつけてしまうこと。そうすることで、相手の行動を自分の思う方向へ誘導できるというのが、ラベリング効果です。

このラベリング効果も、相手の妄想をうまく利用しています。良いレッテルを先に貼ってしまうことで、相手の思考がそのレッテルに影響され、あなたの用意した、都合のいい認知の枠のなかへ、勝手に誘導されてきてくれるのです。

たとえば、仕事がちょっと雑なんだけど、注意しにくくて困る……というような人に対しては、こんなふうに使います。

成果物の仕上がりを見て、比較的ていねいにやってくれた部分を指しながら、次のような言葉をかけるのです。

「坂本さん、今日もありがとう。ここのとこ、特に詳しくやってくれて、すごく助かります。坂本さんは仕事がていねいだし、実は几帳面っていうのが、仕事に活かされているよね」

すると、たいしてていねいでなくても、「ていねいさ」をターゲットに感謝を示してしまうことで、坂本さんの意識のなかに「○○さんの依頼には、『ていねい』に応えると喜ばれるのだ」という事実が刷り込まれていってしまうのです。そして、次に何かを依頼したときには、よりていねいに仕事を仕上げてくれる可能性が高くなるのです。

人間には、ほかの人から褒められたい、認められたいという欲求があります。これを、承認欲求と言います。自分が価値ある存在であり、他者から尊重されることを求める気持ちです。褒められて悪い気はしない、の根底にある欲求とも言えるでしょう。

つまり、「ていねいな仕事、ありがとう」という言葉をかけることで、相手に「ていねいさを重視した仕事をすれば、褒めてもらえるのだ」という記憶を刷り込む（ラベルを貼りつける）ことができるのです。

また、お店や公共施設のトイレに入ったときによく見かける「いつもきれいにご利用くださってありがとうございます」という貼り紙も、この効果を無意識的に期待したものと言えるでしょう。はじめて使うのに「いつも」きれいにって何だろう？　と違和感を覚える人もいるかもしれませんが、貼り紙をした人は「あなたはきれいに使ってくれるはずですよね」と、見えない圧力を利用者にかけているのです。

ただしこの貼り紙も、実際にトイレがきれいでないと、まったく効果を発揮しません。

直接に褒めるより褒めていた事実を伝えると効果が高い

誰かに疎《うと》んじられていたり、雰囲気のよくない職場だったり、仕事などで水面下の争いの渦中にあったりすると、自分のよくない噂話が、どこかで囁かれているのではないか……そんな疑心暗鬼《ぎしんあんき》に苛《さいな》まれてしまうことも、あるかもしれません。

腹を割って話せたら、意外にあっさり解決できてしまうような問題だったとしても、お互いに直接コミュニケーションをとりにくいような間柄ではそういうこともできず、なんだか溝が深まるばかり。

無意味な対立なんてますます雰囲気を悪くして、現場の士気を下げるだけですから、さっさと解消するに越したことはないのですが、なかなかうまくいかないものです。

周囲の人にも、あまり首を突っ込みすぎて、火の粉がふりかかってきてはたまらない、などと、距離を置かれてしまったり、あまつさえ、ちょうどよい娯楽があったとばかりに、あるいは、漁夫の利を狙って、火に油をそそいで対立を煽るような人が現れたり、なんてこともあるでしょう。

そんな事態が生じてしまっているとき、どうしたらいいか。

コミュニケーションがなかなかとれない相手では、面と向かって直接褒め言葉を伝えるのは難しい。さらに、いざ遭遇できたとしても、そのときにいきなり褒めそやすというのも、長いこと悪い印象が続いていたわけですから、皮肉と捉えられてしまって奏効《そうこう》しない可能性のほうが高いでしょう。

ここで、力を発揮するのが「ウィンザー効果」です。ウィンザー効果とは、第三者を介した情報、噂話のほうが、直接伝えられるよりも影響が大きくなるという心理効果のこと。ミステリー小説『伯爵夫人はスパイ』に登場してくるウィンザー伯爵夫人のセリフ「第三者の誉め言葉が、どんなときにも一番効果があるのよ、忘れないでね」が由来とされています。

さて、実際には、こんなふうに使います。やり方はおおまかに分けて2つあります。

ひとつは、噂話を広めてくれそうな人（職場にかならずひとりはいますよね）を何人か見《み》繕《つくろ》って、その人の前でさりげなく、対立している相手のことを持ち上げる発言をするという方法。たとえば、

「宮下さんはいつも顧客へのフォローが細やかなんだよね。俺には、とてもかなわないなあ……（遠い目）」

などと言ってみるのです。さらに、憧れるような表情を自然につくれたりしたら、最高ですね。

もうひとつは、万が一、対立している張本人とうまく遭遇できた場合。直接話す機会が

せっかく得られたといって、じかに褒めてはいけません。ここはすかさず、「別の誰かが褒めていた」という事実を伝えるようにします。たとえば、

「宮下さんの顧客への細やかなフォローはすごい、と山本部長が褒めていたよ。僕はその点まだまだだなぁ」

というような伝え方です。

このように、ウィンザー効果を使うとき、この例では「山本部長が褒めていた」ということを伝えたとき、相手の持つ「山本部長」に対する印象がまず良くなるのはおわかりいただけるでしょう。そして、それと同時に、「褒めていた事実を伝えたあなた」の印象も、急上昇するのです。

「山本部長が褒めていた」なんて話は、別にでっち上げでもいいのです。それを山本部長本人に確かめに行く人なんて、まずいませんから。

つまり、まとめるとこのようになります。

1●両方にコミュニケーションがとれる人を見繕い、その人物の前ではいつも、さり

げなく相手のことを褒めるようにする

例●彼はいつも顧客へのフォローが細やかだよね。俺には、とてもかなわないよ。

2●実際に遭遇したら、直接褒めずに「相手のことを誰かが褒めていた」という事実を伝える。

例●〇〇部長がいつも、あなたの企画力はすごいと言っているよ、僕なんか、まだまだだなあ。

嘘も100回言えば本当になる心理効果

さて、ウィンザー効果を使うとき、意識しておいたほうがよいことがあります。

それは、「嘘も100回言えば本当になる」という心理効果。

人に何かを納得してもらいたいと思うとき、メッセージを断続的に繰り返す、あるいは、ソースを別に見せかけた複数の人から何度も伝えると、説得力が増大しますよ、というもの。

洗脳というにはあまりに単純な方法ですが、人間の脳そのものが意外に単純な面を持っているので、非常に有効です。

しかし、私たちも気をつけないと、こうしたテクニックを駆使した他人の妄想にうっかり引きずられ、騙されてしまう場合も少なくありません。メールやツイッターなどのメディアが発達している現在ですから、なおさら、私たちは、誰かの妄想にさらされやすい環境にいる、ということでもあります。

興味深い例をひとつあげましょう。

2003年の12月に起きた、佐賀銀行倒産デマ事件です。

事件が起きたのは、12月25日。前日24日の深夜に、「佐賀銀行がつぶれる」というデマがネットを中心に流れ始めました。そして、預金者が預金引き出しや解約のために、支店の窓口やATMに殺到したのです。

大勢の預金者が詰めかける様子を見た佐賀銀行の行員たちは、びっくりしてしまいます。なぜこんな事態になったのか、わけがわかりません。行員たちが必死で「つぶれるというのはデマです！　安心してください！」と叫び続けるも、まったく効果なし。本店前では、日銀の佐賀事務所長まで登場して、預金者への呼びかけを行ったそうです。しかしそれでも効果は上がらず、夕方には本店ATMだけで300人もの人が行列をつくり、引き出された預金は総額で500億円にものぼったと言います。

なぜ、こんな事態が起きてしまったのでしょうか。

きっかけは、1通のデマメールでした。

メールの送信日時は24日夜ですが、翌日午前にかけてATMへ急いだ人は、あまり見られなかったと言います。つまり、デマメールが流れはじめた当初は、内容を信じた人はそれほど多くなかったのでしょう。

しかし、午後になると、状況は一変します。多くの人が、この情報を真実かもしれないと思い込み、銀行へ殺到しはじめました。情報が駆けめぐるうち、ひとりの人間に複数のソースから「佐賀銀行がつぶれる」という情報が流れ込むようになったためです。

情報源をたどればたった1通のデマメールなのですが、それを受け取った人たちが独自の解釈や推測を加え、2次情報として送信するうちに、あたかもソースが複数あるかのような錯覚を生んでしまいました。

実際には、「ウソかもしれないが、念のために預金を引き出しておこう」と考えて、ATMに並んだ人もいたのでしょう。しかし、それを見た人は「佐賀銀行のATMの前に人が並んでいるのを見た」という情報を流します。そして、一部のATMがとうとう現金不足で休止になると、休止になったATMを見た人たちが「やはり佐賀銀行は危ないよう

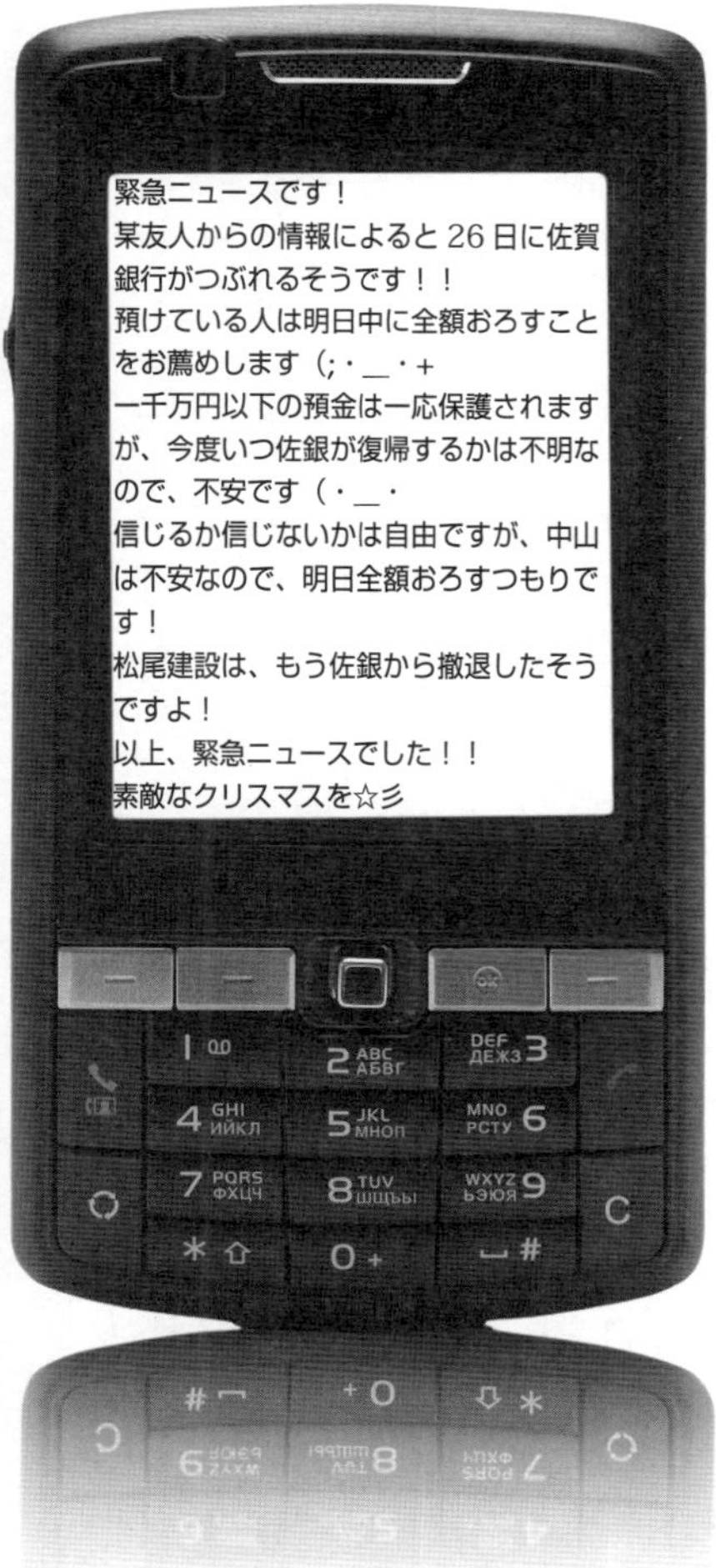

緊急ニュースです！

某友人からの情報によると 26 日に佐賀銀行がつぶれるそうです！！

預けている人は明日中に全額おろすことをお薦めします（;・＿・+

一千万円以下の預金は一応保護されますが、今度いつ佐銀が復帰するかは不明なので、不安です（・＿・

信じるか信じないかは自由ですが、中山は不安なので、明日全額おろすつもりです！

松尾建設は、もう佐銀から撤退したそうですよ！

以上、緊急ニュースでした！！

素敵なクリスマスを☆彡

たのです。

だ」と、さらにデマを拡大してしまいました。情報はこうして、現実味を増す結果となっ

似たような情報を、少しずつ形を変えて、別々のところから流す——これが、妄想を増幅して「事実」にしてしまうトリックに共通の構造です。

このような現象は、佐賀銀行倒産デマ事件以外にも、たくさん見られます。

悪い例だけではありません。賢い人はこうした、妄想を操る技術を、自分の職場・友人関係、はたまたマーケティングに、非常に効果的に応用しています。

たとえば職場で対立している相手の宮下さん（仮称）へのアプローチ。ウィンザー効果の力をより高めようと思ったら、やはりこうした波状攻撃でいくのがベターです。

こんなふうに使います（宮下さんの気持ちになって読んでみてくださいね）。

「宮下さんのこと、伊藤さん、すごく褒めてらっしゃいましたよ」

「伊藤さんが、顧客のケアの細やかさなら、宮下さんにかなう人はいないよって、いつも

おっしゃるんです」

「伊藤さんって、ああ見えて、宮下さんの実力をめちゃくちゃ評価してますからねー

……」

どうでしょう？

誰かひとりだけからこの内容を伝えられるより、ずいぶん「伊藤さん」への好感度が上がりませんか？

美人は仕事もできるはず？〜誤認を防ぐために

漢字の誤読がちょっと多すぎるということで、以前、麻生太郎元首相が、メディアから大々的にバッシングを受けたことがありましたね。

ネットに載っていたのは、たとえばこんな調子の文言です。

●世襲議員だから、今まで辛口のことを言われないで育ってきたのではないか？
●日本語がちゃんと読めない人に首相が務まるのか？
●漫画ばっかり読んでいたボンボンじゃないんでしょうか？
●日本民族として悲劇

ちょっとひどいですね。まあ、たしかに首相を務めるくらいの人には、教養高くあってもらいたい、と国民が期待するのはわかります。日本の顔であるわけですから……。しかし、漢字が読める・読めない、というのは、実は政治的能力とはあまり関係のないことです（漢字が読めなくてはならないのは、マスメディアで働く人たち自身でしょう）。

このように、本来は関係のない評価項目であるにもかかわらず、評価する人が、評定要素間の関連性を勝手に推論して、評価してしまう現象を「論理誤差」と言います。

たとえば、○○さんは「字がきれいだ」から「仕事もていねいなはずだ」とか。

ほかには、彼は「高校を中退している」から「会社をいつ辞めるかわからない」とか。

あるいは、彼女は「さわやかな美人だ」から「仕事も気持ちよく、さわやかに遂行するに違いない」などです。

どうでしょうか？　人を見るとき、けっこう、こんな調子で見てしまっていませんか？

麻生元首相の例も、これに当てはまるのをおわかりいただけると思います。

彼は「漢字が読めない」から「首相として失格だ」。別に麻生さんを擁護したいわけでもなんでもないのですが、やっぱり妙な感じがします。政策や政治的能力を批判するならわかりますが……。

蛇足《だそく》ですが「力強い顔立ち」だから「お酒に強いだろう」というのもありますね。これ、とっても嫌なものです。本当は飲めないのに、見た目だけで「強いだろう」と酒を強要され、限度以上に飲まされる。付き合いだから無下《むげ》に断るわけにもいかず、なかには生命の危険を感じた経験のある人も、いるのではないかと思います。まったく科学的な根拠もなく、見た目だけで強要するわけですから、ちょっと野蛮な感じがしますね。

もちろんあなたも、この法則にしたがって、評価されています。たとえば、男の人なら色白で痩せているだけで、「神経質そう」なんて言われたりしませんか。また、自分が評価される側にあるときは、こうした論理誤差があるということを、上手に利用していくことも、有効です。わざわざメガネをかけて知的な感じを演出するというのは、よく使われる方法のようですね。

こうした誤謬は、人事考課のときに見られがちな現象なので、評価する側にいる際は注意する必要がある、とされています。評価者が被評価者をよく知らなかったり、評価項目の内容の把握が不十分なときにその傾向が現れます。評価する相手の行動をよく観察して、知っておくのが、誤認を防ぐのには一番重要なことです。印象と事実とは、異なる場合が少なくないわけですから。

プラシーボ効果・ノーシーボ効果～単純に騙される脳

本来なら薬効のないはずのもの（偽薬）を飲んでも、それが本物だと信じていれば、効くことがある――これは、有名な「プラシーボ効果」。偽薬効果とも呼ばれますね。

プラシーボ効果は、薬を投与する対象の人を、本物の薬を飲ませるグループと、薬理的な作用のない偽薬を飲ませるグループに分け、その効き目について統計的に有意な差があるかどうかを調べることで、測定します。たいがい、どんな薬にも、プラシーボ効果はある割合で生じることがわかっています。「これは病気に効く薬だ」と信じ込むことで、客観的な改善が見られるというのはいかにも不思議に思えますが、ここで重要なのは、これが「気のせい」ではなく、本当に症状が改善してしまうという事実です。

おもしろいのは、医師が「これは砂糖だけれども、服用していると、たいてい1週間くらいで治ることが多いから」という言葉をかけながら渡しても、つまり患者さんがこれを「ただの砂糖だ」と知っていても、同じようにプラシーボ効果が起こるという点です。

さて、もっとおもしろいことには、プラシーボ効果の逆の効果もあるのです。

その名も、「ノーシーボ効果」。

偽薬の服用をやめたとたんに症状が悪化したり、副作用のないはずの偽薬の副作用が出現してしまったり、というものです。

ドイツのハンブルク大学メディカルセンターの研究グループが、この現象に関して研究を行っています。

研究は、健康な成人の被験ボランティア二十数名に対して行われました。まず被験者の脚の一部に熱による刺激を与え、各被験者ごとに70ポイント（100点満点中）の痛みです、と申告したレベルに刺激を調整しておきます。そして、この時点で、あらかじめ確保しておいた静脈ラインから、レミフェンタニルという強力な鎮痛薬を投与します（が、この時点では、そのことは、被験者には知らせません）。

被験者にはその後も刺激を与え続け、疼痛《とうつう》レベル（痛さの強弱）について申告してもらいます。その疼痛レベルが66ポイントから55ポイントにまで下がったら、そこでおもむろに、「鎮痛剤の投与を開始します」と伝えます。

実は、とっくに投与されているのですが、「投与を開始します」という言葉だけで、被験者の自己申告による疼痛レベルは33ポイントにまで低下するのです。これは、プラシーボ効果ですね。

さらに、この後「鎮痛剤の投与を停止します」と告げると、被験者の疼痛レベルは劇的に上がります。その疼痛レベルは平均で64ポイントとなり、鎮痛剤をまったく使用しなかった場合と同等になったのです。

これが、ノーシーボ効果です。

実験の最中、鎮痛剤の投与量はまったく変更されていません。なのに、強力なオピオイド系鎮痛薬・レミフェンタニルの投与の有無を確認する言葉だけで、疼痛レベルがこれほどまでに変わってしまうのです。

ＭＲＩでこのときの脳のようすを見ると、実験中のそれぞれのフェイズで被験者の疼痛、また疼痛の軽減に対する期待度に応じて、脳の活動が変化していることがわかりました。

「鎮痛薬を投与されている」と信じているときは、痛みのシグナルが脳や脊髄に到達しにくい状態になっていたのです。

痛みが言葉ひとつでこんなに左右されてしまう。

プラシーボ効果・ノーシーボ効果は、脳がどれほど単純で騙されやすいかがよくわかる好例と言えるでしょう。

努力をすればするほど空回り～残酷な、エミール・クーエの法則

エミール・クーエの法則。これは、別名「努力逆転の法則」とも言います。

努力逆転というのは、どういうことかというと、たとえば、

- 人前で、あがらないようにしようと努力すればするほど、あがってしまう
- 好きな女の子に告白しようと思って、うまくやろうとすればするほど、焦って失敗してしまう
- ここぞという勝負のときに、絶対、チャンスをつかまえなくちゃと思えば思うほど、逃してしまう

例をあげれば切りがありませんが、こんな皮肉な現象、皆さんにも経験があるのではないでしょうか。

つまり、

「意志の力で努力すればするほど、意志による努力とは正反対の結果が出てしまう」

というのが、努力逆転の法則＝エミール・クーエの法則なのです。

「人間の未来は、思ったとおりにしかならない」

という事実がある一方で、これは、なんだか矛盾しているように思えますよね？

でも、ちゃんと理由があるのです。

それは、

「意志力と妄想が相反している場合は、妄想のほうが勝ってしまう」

から。

妄想と、意志の力が衝突し、対立している場合、意志の力で嫌な妄想を抑えようとすればするほど、そこに注意が向いてしまい、意識がとらわれて、最悪の結果を招いてしまうのです。

では、努力しないほうがよいのでしょうか？

そうではありません。

もし、想像力と妄想とが対立しているな、と思ったら、そのときは思う存分、妄想を自由にさせてやりましょう。決して意志で抑えつけようとするのではなく、妄想をどこまでもたくましくする。その方向の努力をするのです。

嫌な妄想が頭をかすめたら、自分のなかに生まれてしまったそのネガティブな妄想に、とことんまで、付き合ってあげましょう。ああなったらどうしよう、こうなったらどうしよう……。失敗したら怖いし、やっぱり不安なものです。それを感じている自分をしっかり受けとめるのです。

自分ひとりでは難しい、という場合は、たとえば飲み屋のお姉さん、バーのマスター、親しい友だちでもいいし、カウンセラーでもいいので、話を聞いてくれる人に洗いざらい不安を吐露《とろ》して、すっきりしてしまうという手も有効です。

一生懸命、まじめにやっている人がなぜか報われず、いい加減そうに見える人がどうしてだか幸運をつかむ。

そんなことも往々にしてありますよね。そこには、この、エミール・クーエの法則が、働いているのかもしれません。

本書を読んだあなたは、ぜひ、嫌な妄想との付き合い方をマスターして、これから出会うチャンスをモノにしていってほしいと思います。

占いが流行る理由～脳は自分の傾向さえもわかっていない

「は？　占いとか科学的にあり得ないし」

「前世とかスピリチュアルっていう単語自体がちょっと……」

「そういうのってメンタルに弱い人が縋《すが》るものでしょ？」

そんなふうに言う人も多いですよね。

でも……本当に、そう思って行動していますか？

意外と、そう豪語する人ほど、「血液型占い」の本を、しっかり買っていたりしませんか？

○○座の人はこういう性格、と言われると、なんとなくそのとおりかな？　と思ってしまったり。

それから、朝のテレビの「ナントカ占い」とか、実はけっこう気になっていたり、しませんか?

ところで、血液型占いは、日本ではとても流行している性格判断系の占いの一種です(欧州・米国ではあまり一般的ではありません)。次の文が典型的な文言ですが、みなさんのなかにも「当たってる」と思う人がきっといるでしょう。

- ●A型の人は、几帳面
- ●B型の人は、自己中心的
- ●O型の人は、大雑把でおおらか
- ●AB型の人は、二面性がある

しかし、実際には、血液型がA型でも、性格に二面性があるとか、血液型がB型でも、大雑把でおおらかだとか、血液型がO型でも、几帳面であるとか、血液型がAB型でも、自己中心的である、というような人はそれぞれ数百万人以上いるはずです。すべての人間は、少しずつ「几帳面」で「自己中心的」で「大雑把」で「二面性がある」のです。

この事実を巧みに利用して、さも「血液型○○な人は性格が○○」とわざわざ分類してみせたのが「血液型占い」です（現在、血液型占いにはまったく科学的な根拠がないと考えられています。日本とその周辺の諸国でしか信じられていません）。

このように、誰にでも当てはまるような曖昧で一般的な性格を表す記述なのに、あたかもそれが自分に当てはまっている正確な分析であるかのように思い込んでしまう……これが「バーナム効果」です。

米国の心理学者、ポール・ミールが、宣伝が非常にうまかったことで知られたサーカス興行師、フィニアス・テイラー・バーナムにちなんで命名したのです。

同じく米国の心理学者、バートラム・フォアは、この効果を確かめるために、学生に「テストの結果であなたの性格を診断する」と伝え、簡単な心理テストをした後に、事前に用意していた次の文章を見せ、どういう反応を示すかという実験を行いました。

あなたは「他人から好かれたい」、「賞賛してほしい」と思っており、それにもかかわらず自己を批判する傾向にあります。また、あなたは弱みを持っていても、それをいつもは隠しています。あなたは使われず生かしきれていない才能をかなり持っています。一見、規律正しく自制的ですが、内心ではくよくよしたり不安になる傾向があります。正しい判断や正しい行動をしたのかどうか、真剣に悩むことがあります。あなたは適度な変化や多様性を好み、制約されたり壁にぶつかったりしたときには不満を抱きます。あなたは自分の考えを持っており、あまり根拠のない他人の意見に従うことはありません。あなたは他人に自分のことをさらけ出しすぎるのも賢明でないことにも気づいています。あなたは外向的・社交的で愛想がよいときもありますが、その一方で内向的で用心深く遠慮がちなときもあります。あなたの願望には、時おり非現実的な傾向のものも見受けられます。

心理テストを受けた学生の多くが、「この内容は自分によく当てはまっている」と答えたそうです。

全員が、同じ文章を見せられたのにもかかわらず。

この文章は、さまざまな星占いの文言を参考につくった文章だそうです。多くの占いに、このバーナム効果が活用されているという間接的な証でもありますね。


バーナム効果が示しているのは、次の2つの事実です。

●人間の脳は、自分自身の傾向ですら、意外に分析できていないということ
●人間は、自分について語られた言葉に、無警戒に飛びついてしまうということ

とくにこの2つ目のポイントは、人間の脳の性質をよく反映しています。人間は、自分に関心を向けられると嬉しく感じるものです。人間の脳は、自分に関心を向けられること、また、自分のことを語ることによって、報酬系が活性化する、つまり、快感を覚えるのです。

おもしろいな、と思った人は、試しに「おとめ座」のお友だちに「ふたご座」の性格を

教えてあげたりしてみてください。意外と「当たってる！」「占いの才能あるんじゃない？」なんて言われたりするかもしれませんよ。

脳はどこで快楽を感じているか？

オールズとミルナーの実験、という有名な実験があります。ネズミの脳の、ある領域に電極を刺し、ネズミが自分でレバーを押すと自分の脳に直接、電気刺激が入るようにするのです。

どうなると思いますか？

電極が「まさにその場所」に刺さっているとき、ネズミは、食事も、水を飲むことも忘れて、ひたすらレバーを押し続けるのです。この実験によって、どうやらこの場所が、脳の「快楽中枢」というべきものなのではないか、ということがわかってきました。

さて、ネズミで「快楽中枢」が見つかったからには、人にもそれが存在するのかどうか、気になりますよね。

しかし、健康な人の脳に電極を刺すのはさすがに当時でも、なかなか許される行為ではありません。それでもあれこれ手を尽くして、何とか調べ上げてしまったのが、ルイジアナ大学の精神科教授、ロバート・ヒースでした。

彼が1963年に行った実験では、てんかんの患者と統合失調症の患者の脳に電極を刺し、自分で刺激を与えさせるという方法で、どこを刺激すると人が気持ちよく感じるのか、詳細なデータが得られていったのです。

この実験のなかで、電極を刺された患者（以下被験者）は、側坐核《そくざかく》の中隔領域《ちゅうかくりょういき》と中脳被蓋《ちゅうのうひがい》に電極があるとき、一番、刺激回数を多くすることがわかりました。理由をたずねると、被験者は「とにかく気持ちが良いからだ」と言ったそうです。

側坐核は、直径2・5ミリ程度の小さな神経核で、その基本的役割は快感の形成です。さらに、実験的に目的達成行動をさせるとき、側坐核からのアウトプットがなければ目的を達成できないらしいということがわかり、モチベーションを保つ役割を果たしていると考えられています。

そのような経緯で、側坐核は「やる気」を生み出す脳と言われるようになりました。中隔領域の刺激ではとくに「性的に興奮する感じ」が得られたと言います。ただし、オ

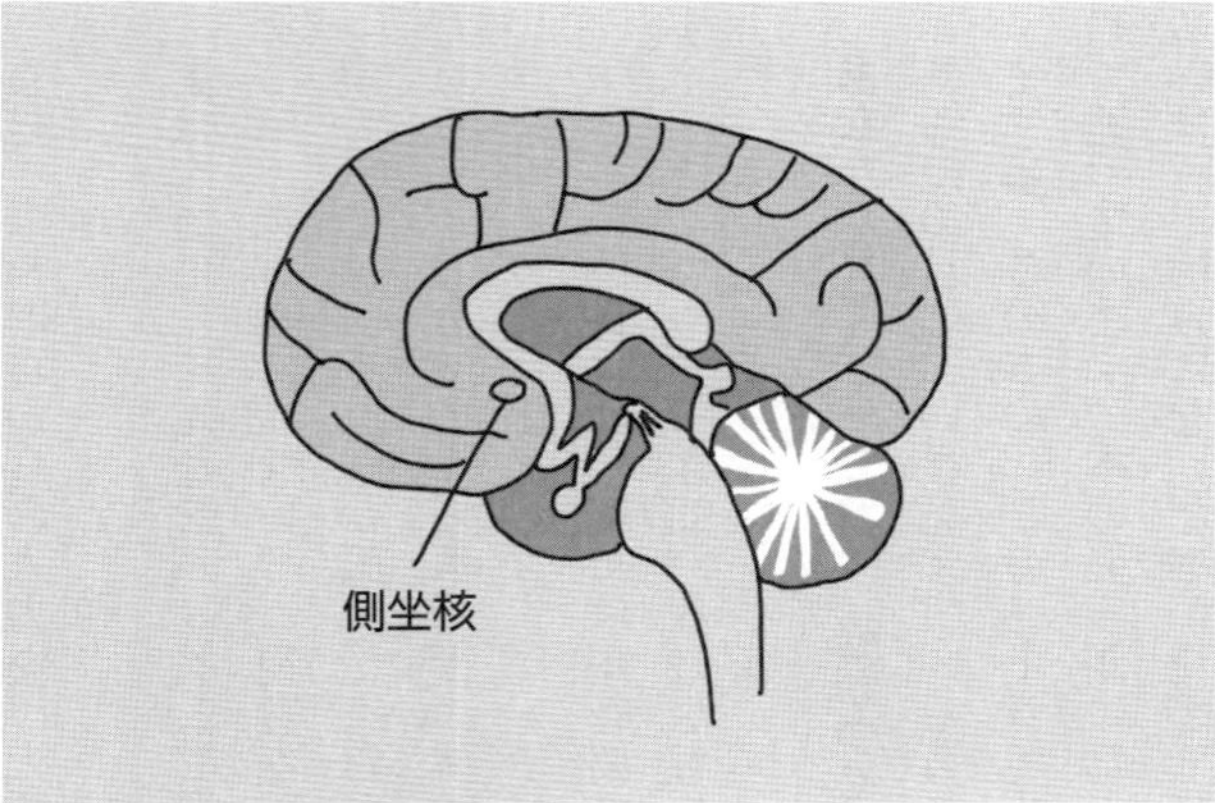

■側坐核は「やる気」を生み出す脳と言われる

ルガスムに達する途中にあるような感じにはなるものの、最後まで達することはできなかったとか。一方、中脳被蓋を刺激したときには、気分はよくなるが、性的に興奮するような感じではなかったとのこと。

また、海馬《かいば》の刺激では大きな不快感が生じることも同時に報告されました。

人間の脳の機能を考えてみると、目や耳などの末梢器官からの感覚の入力（いわゆる、五感と呼ばれるもの）を脳が処理することで、「見る」「聞く」「感じる」などの知覚となります。

それがさらに高度に処理されて、「気持ちいい」「おもしろい」「こわい」などの感覚が生じるのです。

もし、末梢器官からの入力を、人体の器官を介さず直接、脳に入力できるとしたら。

実はすでに、そんなデバイス（装置）も存在します。視覚障害者のために、カメラを直接、脳の視覚野につないで、視覚を再現しようというプロジェクトもありました。

現時点では、それらが脳に伝えられる情報量や精度が、手足や目や耳と比べれば不完全ですから、まだまだ、そんなデバイスが、完璧に目や耳の代わりをする、というわけにはいきませんけれど……。

すべての感覚には、脳だけが必要で、身体は、必要なくなります。そんな時代が、もうすぐそこまでやってきているのかもしれません。

あなたが見ているものは、脳がつくり出した「現実」

あなたの目に、いま見えているものは何でしょうか。

まずは、この本の、このページですね。そして、ここに書いてある、印刷された文字を目で追っています。本の後ろ側には、もしかしたら、書店の本棚があるかもしれない。あるいは、平積みになった本が見えているでしょうか？　または、電車に乗ってこの本を読んでいるとしたら、電車の座席に座っている人たちの姿が、ちらちらと視界をかすめているかもしれませんね。

さて、ここでひとつ、想像してみてもらいたいことがあります。折しも、昨今の脳ブーム。あなたも、一度くらい、次のような思考が、頭に浮かんだことがあるのではないでしょうか?

「もしかしたら、いまオレが見ているものは、オレの脳にそういうインプットがあるだけで、実際には、本当に存在しているかどうか、誰にもわからないんじゃないか」

どうですか? なんだか、映画『マトリックス』の世界みたいですね。

この主題を巡る物語は、『マトリックス』以外にも、渡辺謙さんがミステリアスな役柄を好演した『インセプション』がそのヴァリエーションと言えるでしょうか。ほかにも、小説や映画、マンガ、アニメーション作品など、意外なほど数多く、このモチーフを使って創作されてきています。こうした作品群のなかには、傑作と呼ばれるものも、少なくありません（個人的にも、ちょっと日常の裏側を考えさせてくれるような、これらの作品群は大好きです）。

実は、ずいぶん昔から、この問題はたくさんの科学者や哲学者、宗教家たちを惹きつけ、議論の種となってきたテーマでもあったのです。

有名なのは、バートランド・ラッセルの「世界五分前仮説」でしょうか。

世界五分前仮説というのは、読んで字のごとく「世界は実は5分前に始まったのかもしれない」という思考実験のことです（これは別に、5分前でなく、1時間前でも0・5秒前でもよいのですが）。そしてこの仮説、論理的には否定することができません。

つまり、あなたが確実に存在していたことを、誰にも証明することができないのです。

手がかりは、記憶だけ。

その記憶も、植えつけられた偽《にせ》の記憶かもしれない。たとえば、5分以上前のことをあなたが覚えていたとしましょう。でも、その記憶が本物の記憶かどうか、誰にもわからないのです。

このような議論は神学にも存在し、フィリップ・ヘンリー・ゴスという19世紀の英国の学者が、「オムファロス仮説」というのを提唱しています。聖書の天地創造説と、自然科学における発見を矛盾なく説明しようとした試みで、「世界は、そのような古い状態ではじめから創造されたのだ」とする仮説です。

オムファロスというのは、おへそのこと。アダムとイブが、神によって創造され、親から産まれたのではないにもかかわらず、はじめからへそを持っていた、という逸話から、ゴスがこのように命名したのです。

また、東洋思想にも、唯識論という世界のとらえ方があります。あまりに精緻で、これを議論し始めると、これだけで何十冊も本が書けてしまうくらいですから、ここでは哲学的な論議や、宗教的な話として深く追究することは避けたいと思います。

もうちょっとわかりやすい、たとえ話をしてみましょう。

樹木の切り株を想像してみてください。その切り株には、年輪が12本あります。

この年輪は、その木が12年の歴史を持つことの証明となるでしょうか？

実は、証明とはならないのです。

もともと、12本の年輪が刻まれた状態で、そこに「誰か」が設置したのかもしれないからです。

ところでその「誰か」って誰なのか、気になりますよね。

それは古来、議論の的でした。「神」かもしれないし、「創造主」かもしれないし。「宇宙」かもしれない。

私なら、それは、あなたの「脳」かもしれない、と言うでしょう。

こうしてあなたの目に映っている、本や、本棚や、電車の座席に座っている人たちが、本当に存在しているのかどうか、あなたの「脳」以外の誰にも、確かなことは言えないのです。

「生きていく」「子孫を残す」ために脳はプログラムされている

オールズとミルナーの実験により、〝脳には快楽中枢が存在する〟ということがわかりました。
人間の脳にも、快楽の中枢が存在します。これは、脳のなかのどの部分にあたるのでしょうか？

オールズとミルナーの実験に前後して、ラットやサルの脳に電極を刺して電気刺激を与え、いろいろな場所を試して、快楽中枢のありかを探る、という研究がさかんに行われました。人では、脳を手術する必要のある患者さんなどに協力してもらい、電極を深部に刺してそのときの反応を観察するという方法で、その場所が探索されたのです。

その結果、かなり広範囲にわたる部分が、快楽に関与していることがわかりました。これを、報酬系と呼びます。そのなかでも、主役と言える場所と脇役の場所とがあります。

その主役のひとつが、快感神経として知られるA10神経を含んだ「内側前脳束《ないそくぜんのうそく》」という神経線維の束です。これは、ドーパミンを運ぶ神経です。

この報酬系が活動すると、人間は快楽を感じます。なので、人間は必死になって、この部分を活性化させようと行動するのです。まるで、レバーを押し続けるネズミのように。

では、報酬系は、具体的にどういう行動で活性化するのでしょうか？

報酬系の主役・内側前脳束は、情動、個体の維持、種の維持に関連する領域を貫いています。

要するに報酬系は、生きていくのに必要なものを得たときに、活性化するようにできているということになります。「生きていく」ということには、2つの内容を含みます。自分が生きていくこと（個体の維持）、それから、種として生きていくこと（種の維持）です。

つまり、脳というのは、「自分が生き延びるための行為＝食事」や、「子孫を残すための行為＝セックス」に快感を覚えるように、あらかじめプログラムされているのです。たとえば、お腹がすいた状態で、おにぎりを食べると、とても美味しく感じるでしょう。これは、私たちの脳が、生きていくのに必要なものを得ると快感を感じるようにできている証拠なのです。報酬系があるおかげで、私たちは、生存に必要なものを求めて行動することができ、個体として、あるいは、種として、生き延びていけるのです。

報酬系が活性化するのは、欲求が満たされたときだけではありません。「もうすぐ〇〇ができる」と、何かを期待して行動をしているときにも活発に活動します。

たとえば、とくに男性なら、若くて性的な欲求が高い時期に、魅力的な異性の姿を見かけたとき、それがグラビアでも動画でも、実際にはその相手に指一本触れていないのに、なんとも言えない楽しみを感じるでしょう。

それから、金曜日の夜など、焼魚のいい匂いがどこからともなく漂ってきたら、なんとなく、居酒屋ののれんをくぐりたくなりませんか？　美味しい匂いがしてくる――それだけで、美味しいものを食べている光景が連想される。このとき、報酬系が活発に活動しています。居酒屋ののれんをくぐって、注文をすませ、出てくる料理を待つとき、おそらくその活動は最高潮に達しているでしょう。欲求が生じたらすぐに満たすのではなく、できるだけじらしたほうが長く楽しめる、というのは期待感で動く報酬系の性質によるのです。


今から20年近く前に、シュルツという研究者のグループが、サルでこのことを調べた実験を行いました。ある視覚刺激をサルに見せて、その数秒後にジュースを飲めるという装置をつくり、サルには中脳のドーパミン系神経細胞に電極を刺して、その活動を記録できるようにしたのです。

サルがまだ実験に慣れていない初期の段階では、ジュースが飲めたときだけ、神経細胞の活動が見られました。しかし、徐々にサルが実験に馴れてくると、視覚刺激が見えた時点で（つまり、まだジュースが飲めていないのにもかかわらず）神経細胞が活動するということがわかったのです。

実際に欲求が満たされなくても、期待感だけで報酬系が動く。そのことが、この実験によって明らかになりました。


また、ほかの生物では、摂食や性行動が、報酬系の活動と結びついているのがふつうですが、人間に特徴的なのは、「美しいもの」や、「好奇心を満たすこと」、「他者に褒められること・愛されること」、「次世代を育てること」など、より高次で社会的・長期的なことがらもまた報酬系を活性化させるという点です。

たとえば、食べるものを褒めるときにも、味そのものが美味しいことのほかに、見た目が美しいことや、器との調和、斬新な食材の組み合わせによる、新鮮な驚きをプラスに評価したりしますね。

これが、動物の摂食行動との違いです。

異性を褒めるときにも、肉体の性的機能や魅力そのものを評価するということはもちろんあるでしょうが、それよりもむしろ、精神性や、人柄を重視するという場合も多いでしょう。

人間は、レバーを押し続けるネズミのように必死になって、報酬系を活性化させるために行動しています。その報酬は、単純な食の喜びや性の快楽だけではなく、より高次で社会的であったり、時間的に長期にわたることだったりするのです。さらに人間は、直接得られる報酬に限らず、将来得られるであろう報酬を予期して、そこへの期待を喜びとし、原動力としながら、活動しています。

要するに、自分でも意識しないうちに、にんじんを自分の目の前にぶら下げながら走っているのです。この、自分のためのにんじんを上手にぶらさげることができる人が、成功していける人の要件とも言えるでしょう。その人は、妄想の達人であり、自分の脳をうまくコントロールできる人、ということになります。

第4章

男女で違う脳の働き

刺激を求める男性脳・不安を感じやすい女性脳

恋という妄想は人間の進化上の工夫

ときめきを感じるとき、脳はどのような状態になっているのでしょう。

脳科学的な「ときめき」の仕組みとしては、ある特定の異性を示す刺激、つまり、その人の姿などの視覚刺激、その人の名前やその人の声など音声・言語刺激、匂いなど嗅覚刺激等々を受けとると、脳の報酬系と呼ばれる部分を中心にドーパミンが放出されてときめきの気持ちを感じるという仕組みになっています。

よく、ときめくから恋をするのか？　それとも、恋をしたからときめくのか？　ということも聞かれますが、これは定義の問題で、誰かを見たときに起こる「胸の高鳴り（心拍数の変化）」など生理的な変化に伴う感情の変化を「ときめき」と呼び、それが特定の人物を対象にして起きる状態を「恋」と呼ぶので、どちらが先とは言えないのではないかと思います。恋の対象を想起させる刺激が入ると、さらに報酬系の反応が強化されていき、あたかも「恋のスパイラル」とでも言えるような、脳内麻薬の分泌増が脳で起きているような状態だろうと考えられます。

個体の生存を優先に考えた場合、子孫を残す行為は大きな負担となります。とくに女性では肉体的な負担となり、男性では子育てにかかるコストの負担＝経済的負担となりますから、恋＝ときめきによって脳の働きを一時的に麻痺させてやらなければ、子孫をつくろうという方向へはなかなか脳が判断してくれない。

こうした「理性的」な判断を一時的に麻痺させ、「個体優先」でなく「種の保存優先」の行動をとらせるシステムが、脳が大きく発達してしまった人類が子孫を残すためには、必須でした。恋のときめきは、人類が種として生き延びてくるために必要だった、進化上の工夫なのでしょう。

さて、この「ときめき」ですが、加齢によって減っていきます。

恋のときめきのもととなるドーパミンなどの脳内物質は加齢とともに分泌が減ってしまうのです。実は、10歳年をとるごとに平均10パーセント程度のドーパミンニューロンが死んでいくことがわかっています。

では何歳ごろが最も「ときめき」やすいかというと、ドーパミンの分泌量だけから言えば、思春期から20歳代前半くらいになります。

年齢を重ねても、「ときめき」を感じるのはとても難しいことです。ただ、不可能なことは言えないので、いつも新しい刺激を与えて脳を喜ばせるようにしていくことが一番かなと思います。

とくに長年付き合ったパートナーへのときめきを復活させることは、刺激に対する馴れということもあり、より難しいのですが、互いに人間として尊敬できるような間柄になることがやはりよいのではないでしょうか。

ただ、近年は、なかなか恋のときめきを感じない若い人も増えていると聞きます。

冷静すぎる人たちは、恋のときめきを感じる前に、「理性的」な判断をするため、「種の保存優先」でなく「個体優先」の行動をとる個体が多いのでしょう。その判断のほうが、個体の生存のためには有利だからです。

現実問題として、経済的な負担を考えてしまうとどうも子どもをつくろうという気になれない、という若いカップルは多いのではないでしょうか？

こう考えると、少子化とは、もしかしたら理性をつかさどる脳が発達しすぎたからこそ起きた、ある意味必然の流れなのかもしれません。

前向きな気持ちに変える！～セロトニンの効果

女性は男性の2倍もうつになる人が多いと前述しましたが、調査によっては3倍という統計もあります。

うつ病の原因を心理的、社会的な要因から分析している理論もあるのですが、やはり、見逃してはならない事実は、男性と女性では、脳が生理学的に違っているということです。

たとえば、セロトニンの合成速度です。カナダのマギル大学のミルコ・デイクシック博士らの研究によれば、脳内でセロトニンをつくるスピードは、男性が女性よりも52パーセントも速いということがわかりました。

また、ほかの多くの研究結果からも、女性は男性に比べてセロトニンの量が減りやすいことが明らかになりました。

最近の研究で注目されているうつ病の原因は、次のようなものです。

●エストロゲンの不足（女性）
●テストステロンの不足（男性）
●日光をあまり浴びていない
●運動不足
●ビタミン、ミネラル不足

これらはどれも、セロトニンの分泌量を下げてしまう要因です。

もし、さしたる理由もなく気分が落ち込むことが多かったり、無気力になったり、緊張・イライラ・あまり眠れないなどの状態が続いたり、無性に大食いしてしまったり、ということがあるようなら、セロトニンの量が少なくなっている可能性があります。

女性の体内で、女性ホルモンであるエストロゲンが不足していると、セロトニンの量も減ってしまうというのは、エストロゲンにはセロトニンの分解を防ぐ働きがあるためです。生理前になんとなくやる気がなくなったり、イライラがおさまらなかったりするのは、エストロゲンの量が少なくなってしまうからなのです。

また、更年期、閉経期の女性がうつになりやすいのは、やはりエストロゲンの分泌量が低下するからであると言われています。

ラットを使った実験では、脳のセロトニン濃度を下げると、ラットが凶暴化するということがわかっています。人間でも、とくに男性では、セロトニン濃度が下がると、攻撃性が高くなるということが知られています。

女性では、アルコール依存などの依存症になるリスクが高まります。セロトニン不足による「さみしい気持ち」や「不安な心」をお酒で紛らわしているうちに、依存症になってしまうのです。アルコール以外にも依存の対象となるものはいくらでもあって、たとえば食べ物をとりすぎたり、セックスに依存したりしてしまう人もいます。

逆に、セロトニンの濃度を上げると、ラットの攻撃行動は減ります。

人間でも、セロトニンの濃度の高いときには安心感をおぼえ、落ち着いた気持ちでやる気のある前向きな状態であるという内観が得られるでしょう。

セロトニンには、天然の鎮静剤や催眠剤としても、望ましい効果があると考えられています。


セロトニンのもうひとつの大きな働きは、満腹中枢を刺激することです。

普段からきちんとセロトニンの材料となるタンパク質をとることも、過食を防ぐためには必要なことですが、体重を落としたい（私は必要のない減量はあまりおすすめしませんが）なというとき、少量の甘いものや炭水化物を摂取することで脳のセロトニン量を増やし、満腹中枢を一気に刺激してやるのもひとつの有効な手段です。あまりに炭水化物をとらないと、かえって満腹中枢がいつまでたっても刺激されず、常に空腹で食べ物のことばかり考えてしまい、結局リバウンド……なんていう結果にもなりかねません。

女性と男性で違う「ストレス解消法」

女性の場合、ストレスが溜まると、それが食べる方向に向かうことが、よくあります。

甘いものが無性に欲しくなったり、また、「ヤケ食い」という言葉も、男性にはあまり聞かれないようなイメージがあります。

実は、これは、女性の脳が男性に比べるとセロトニンの分泌量が少ないから、というのがひとつの原因です。

セロトニンが十分分泌されていると、ストレスをやる気に変えていくことが容易になります。ですが、不足していると、がっくりと心が折れてしまうのです。

甘いものや、肉などを食べると、気分が少し和らぐ効果があるのは、これらの食べ物がセロトニンの分泌量を多くするからと考えられています。食べること以外にも、ゆっくりお風呂につかったり、温泉などに行くのも同様にセロトニンの分泌量を増やすとされています。

また、普段からできることとしては、よく運動をする（わざわざジムなどに通う時間がない人でも、意識的によく歩く、エスカレーターやエレベーターを使わず階段を使うようにするなど工夫ができると思います）、昼間に外に出て太陽の光を浴びる、あまり夜更かしせずよく眠る、というのも、ストレス耐性を高めていく上で、意外な効果があるものです。

一方、男性の場合では、ストレスが過度にかかると、ヤケ食いよりもヤケ酒、となることがあるかと思います。

性ホルモンのテストステロンは孤独を好む傾向を強めることが知られていますが、ストレスがかかったとき、それを癒すために女性は友人と会ったりおしゃべりしたりという行動をとる傾向があるのに対し、男性は、ひとりになっていろいろ考えたりする時間が欲しくなるのです。

また、ギャンブルにハマってしまったり、女性関係が乱れてしまったり、という人も少なくないかもしれません。これらは、報酬系を活性化するための行動なのですが、実は報酬系を活性化するために、男性では女性よりも多くのドーパミンを必要とします。そのため、よりスリリングでハイリスクな刺激を求める傾向が女性よりも強く、また、ハマりやすい（中毒になりやすい）のです。

ストレス解消のために快感を感じたい、ドーパミンを増やしたい、というときに、たしかに恋愛をするのは手っとり早い方法ですが、これは相手の必要なことでもあり、さらに既婚者やすでにパートナーのいる人にとっては、新しい相手を求めるのは難しいこと。

そこで、おすすめしたいのは、ゲームです。ただのゲームではなく、ハマることによって自分の実力に反映されていくようなものがよいでしょう。
たとえば大人の知的遊びとしてのチェスや囲碁。慶應義塾大学ＳＦＣ（湘南藤沢キャンパス）の入試で出題されたことでも話題になった、数独。これらは、勝敗あるいは出来不出来が明確に定まるものですから、相応のスリル感があり、なおかつ、コミュニケーション力や論理力、推理能力などを鍛えることもできるものです。

資格試験マニアと呼ばれる人たちがいますが、彼らはストレス解消の一環として、もしかしたら試験をゲーム感覚でやっているのではないか、と思えるような節もありますね。合格時の達成感も手ごたえがあり、気持ちの良いものです。

以前、テレビ番組でご一緒させていただいた、芸能人の加藤浩次さんは「僕は、ギャンブルが好きだったが、今は仕事を一番のギャンブルだと捉えている。これで勝負していくのが、とても楽しい」という趣旨のことをおっしゃっていました。
こんなふうに仕事を捉えることができたら、ストレスがかかっても、仕事をすればするほどストレス解消という、よい人生を送ることができそうですよね。

女性のほうが現実的だと言われる理由

女性の脳を機能的に見ていくと、どうしても不安になりやすい傾向が男性よりも高いのですが、この性質にも利点があります。

将来のリスクを男性よりもずっと正確に予測して、それに備えることができる、という点です。

しばしば、女性は男性よりも現実的、などと言われるのはこのためでしょう。

ただし、なかにはそうでない女性もいます。

モノアミン酸化酵素（ＭＡＯ）がもともと少ない女性は、不安感を抱《いだ》くことがあまりありません。モノアミン酸化酵素というのは脳内のセロトニンなどを分解する酵素で、この働きの良し悪しでセロトニンの働き方が影響を受けます。

さらにモノアミン酸化酵素が少ないという遺伝的素質のある女性では、実際に幸福感が高くなるという調査結果もあります。

しかし、先々の用心をする傾向が低く、反社会的な傾向が高くなるという統計結果も報告されています。こうした場合、男性関係も派手になる可能性が高いと言えるでしょう。また、将来的なリスクの評価は甘くなりがちで、あまり貯蓄には向かず、浪費癖などが強くなります。

一方、モノアミン酸化酵素がもともと少ない男性もいます。女性ではこのことが幸福感の高さにつながっていくのですが、男性では幸福感とは結びつかず、攻撃性が高くなるということが知られています。

不安を感じやすい、ということに関連して言うと、一般的に女性のほうが記憶力がいいので、男性が「勝負」を得意とするのに対し、どちらかと言えば女性はデータの処理や、記憶、整合性のチェックなど緻密な作業に向いていると言えそうです。

これは、女性が男性を性的パートナーとして選ぶ際に発揮する能力でもあります。相手の行動をいちいち覚えていて、その整合性をチェックしながら、「この人は、自分が子育てで大変なときに信頼できる相手だろうか」と判断しながら相手を選びます。

実際、異性を選ぶときに、男性の脳では視覚的な刺激を処理する部分が活動しているのに対し、女性では記憶や整合性をチェックする部分が働いていることがわかっています。

「ハマる」メカニズム～刺激を求める脳・リスクを求める脳

男性と女性で、脳が生理学的に異なっているもうひとつの例として、「ドーパミンの放出量の違い」があげられます。ドーパミンの量の違いによって何が違ってくるかということ、中毒に陥《おちい》る可能性、つまりハマりやすさが違ってくるのです。

ドーパミンは、俗に「快楽の分子」と呼ばれ、チョコレートを食べることから、セックスに至るまで、さまざまな行為によって分泌され、人間に快楽をもたらします。

ドーパミンは脳の深部・線条体《せんじょうたい》という場所でつくられ、ドーパミン神経を通って側坐核《そくざかく》に運ばれます。

ドーパミン神経は脳の広範な領域に投射して、運動学習から情動の制御まで、非常に多岐にわたる人間の行動を快楽という報酬によってコントロールします。

つまり、ドーパミンは、生体にとって利益となる行動をプラス評価して、脳に記憶、学習させるという機能を担った物質なのです。

脳内のドーパミンの量が多くなると、人が何かに夢中になるのを助長します。

恋愛の始まる頃のドキドキ感とか、仕事で大成功を収めたときの高揚感だとか、そんな状態をドーパミンがもたらすので、ドーパミンが出ている限りは、興奮した状態がずっと続くのです。

さて、人間の脳にとって、ドーパミンは基本的に「報酬」として働きますが、一方で、望ましくない作用も持っています。ドーパミンは、薬物依存症やアルコール依存症における病態中心となっています。

オールズとミルナーの実験では、ネズミの脳の快楽中枢に電極を刺して、ネズミが自分でレバーを押すとそこに直接、電気刺激が入るようにしました。するとネズミは、食事も水を飲むことも忘れて、ひたすらレバーを押し続けましたが、ネズミがレバーを押し続けるのはドーパミンを脳内に放出させるためです。

人間でも、これと同じような現象が起きます。

たとえば、アルコール依存症の人の場合は、まるで、ひっきりなしにレバーを押し続けるネズミのように、アルコールを絶え間なく摂取しないといられなくなるわけです。

あるいは、薬物依存なら、ドラッグによって得られる快感を脳が覚えてしまったために、もうそれなしではいられなくなる。覚醒剤事犯の再犯率は非常に高いとされますが、これは、脳に異様な強さの快感が、刻み込まれてしまって消せないからなのです。

同じ量のアルコールやドラッグによって放出されるドーパミンの量は、繰り返すたびに減っていきます。ですので、同じ強さの快感を得るために必要なアルコールの量やドラッグの量は、どんどん増大していくことになります。

米国ジョーンズ・ホプキンス大学の神経内分泌学者、ゲーリー・ワンドが行った実験では、男性は女性よりも、同じ快楽刺激に対するドーパミンの放出量が多いために、さまざまな刺激や快楽に対して、中毒を起こしやすい、ということが明らかになりました。

ワンドは実験前に、被験者の脳のドーパミン受容体を調べましたが、男性と女性で、受容体の違いや密度の差はなかったとのこと。異なっていたのは、ドーパミンの放出量のみで、男性では、女性より30～50パーセントも多かったという結果になりました。

　では、ドーパミンの放出量が多いとどうなってしまうのでしょうか。

　一度の刺激で放出される量が多いということは、それだけ快感が強いということになります。すると、再び快楽の刺激を受けたくて、中毒になってしまうリスクが上がるということに……。

　男性では、女性よりも覚醒剤の中毒者が多いのですが、この理由のひとつがドーパミンの放出量の違いにあると考えられています。

　また、イェール大学とコロンビア大学の研究者による別の実験では、アルコールに対する依存性が調べられました。やはりこの実験でも、男性のほうが女性より、アルコールによるドーパミンの放出量が大きいことが明らかになりました。

　とくに、快楽・強化・依存の形成などにかかわるとされる、腹側線条体《ふくそくせんじょうたい》でのドーパミン量が増大していました。男性が女性よりもアルコール依存症になりやすいのはこのためなのです。

また、アルコール依存などに比べるとずっと良い例ですが、「オタク」と呼ばれる人には男性が多いでしょう。これは、男性の脳がひとつのことにハマリ、夢中になりやすいために、簡単にはほかの追随を許さないほど、趣味を究めることができるのだということも言えます。


男性のみなさんは、この性質を知った上で、自分の脳をうまく活用してみてください。

仕事で大きな成果をあげる男性は、きっと自然に、自分の脳の性質を利用できているのではないかと思います。熱中しやすい脳を持っているということが自分でわかっていて、仕事に精力を注ぐことができるように、工夫して自分をコントロールしているなあと感じる場面がしばしばあるのです。

刺激を求める度合いは遺伝で決まっている？

不安になりやすさだったり、ハマりやすさだったりと、女性と男性の傾向の違いは、脳の生理学的な違いに起因します。これは、遺伝や、お母さんの胎内にいた頃に浴びたホルモンの量によって脳の発達が影響を受けるために生じる傾向です。

さらに、性差以外にも、遺伝によって脳に生理学的な違いが生じることがあり、それが行動様式に反映されることがあります。

身の回りに、新しいガジェットが発売されると、とりあえず飛びついて買ってみる、なんていうタイプの人はいませんか？　また、新作スイーツに目がなくて、いつもかならず、新しいお店ができたらちょっと行ってみるだとか、新作のケーキは食べてみる、なんていう人もしばしば見かけるのでは？

新しいものが好きだとか、新鮮な刺激を好むという性質、個人差が大きいですよね。以前にも触れましたが、このような性質のことを脳科学では「新奇性探索傾向《しんきせいたんさくけいこう》が高い」という言い方をします。新奇性探索傾向の高い低いは、ドーパミン受容体のタイプ４（DRD４）の遺伝子に原因があると考えられています。

ちょっと専門的な話になりますが、このＤＲＤ４受容体というのは、タンパク質でできたひもがくしゃくしゃっと丸まったようなもので、神経細胞の細胞膜に埋め込まれたような形で存在しています。このひもはくしゃくしゃっと丸まったような形はしていますが、乱雑に丸まっているわけではなく、細胞膜を貫通して表と裏とに出る回数——ある配列の繰り返し回数——が決まっています。この繰り返しの回数は、人によって違います。それは、鋳型《いがた》となった遺伝子の塩基配列《えんきはいれつ》によって、生まれつき決まってしまうのですが、この繰り返し回数が多い人ほど好奇心が強く、より強い刺激を求めるということが、最近の研究でわかってきました。

要するに、新しいものに対する好奇心が旺盛で、より刺激を求めるタイプの人は、この繰り返し回数が多いというわけなのです。

このドーパミン受容体、なかでもＤＲＤ４については、多くの科学者が注目しています。なぜなら、これが、人間の購買行動を左右するものであるので、マーケティングにとって非常に重要な要素でもあり、さらに、経済行動におけるリスクテイキングの指標ともなり得るからです（たとえば、大きな株の取引などでハイリスク・ハイリターンの賭けに出られるかどうかなど）。

また社会学においては外人嫌いかどうか、心理学においてはもちろん新奇性追求、さらには政治行動におけるリベラルの度合い（これはＤＲＤ４ではなくＤＲＤ２という別のサブタイプですが）などもわかるという、人間の社会的行動の多くの側面を説明できる神経科学的要素だからです。

さらに、おもしろいのは、ＤＲＤ４の繰り返し頻度が高い人では国際結婚をする傾向が高くなるという点もあげられます。恋する相手・結婚相手に自分にないものや新しいものを求めて恋に落ちるというタイプの人は、このタイプの脳の持ち主かもしれませんね。

繰り返し回数の多い人の振る舞いとして特徴的なのは、新しもの好きであること、異性に目移りしがちなこと、飽きっぽいこと、ハイリスク・ハイリターンの勝負を好むこと、などです。こうした性質は、うまくコントロールすれば仕事がとてもできる人として評価を上げるでしょう。

しかし、一歩間違うとただのギャンブラーになりかねない、という側面があるのも否めません。自分の特質を知って、上手に自分の脳を使いこなしていきたいものですね。

ところで、人の遠い先祖である原猿類では、ドーパミン受容体における繰り返し回数は1回程度ですが、より高等な類人猿ほど、ドーパミン受容体の繰り返し回数が増えています。繰り返し回数が多いと好奇心旺盛になることを考えてみると、それまでの生活に飽き足らず、より新しい世界へ、新しい世界へと開拓を続けてきた種の末裔《まつえい》が人類と言えるのかもしれません。

ギャンブル脳を仕事脳に変える～ハイスコアを獲得する快感

ギャンブル好き……とまではいかなくても、人間というのは脳からして、新しいものや刺激が好きで、どうしても落ち着いてひとつのことに取り組んだり、集中したりするのが苦手。個人差はありますが、やはり人間の脳は生まれつき、そうできているので、これは仕方のないことでもあるのです。

でも、ゲームなら何時間でも続けられるのに、試験勉強はぜんぜん続かない。あるいは、パチンコなら何時間でも集中できるのに、仕事はなんだか身が入らない。どうでもいいことはやれるのに、やらないといけないことが続かない。そういう経験は、誰しもが持っているものではないでしょうか。

私の周囲の人たちを見てみると、やっぱり学者としてすごいなと感じる人は、論文を読んだり新しい知識を自分のなかに取り込むことが大好き。そのことで大きな喜びを得られるから、何時間でも勉強できるのだな、と思います。

こういう人たちにとっては、研究や勉強のなかに、ゲームやギャンブルと同じか、あるいはそれ以上の喜びがあるのです。

たとえば、受験勉強だって、ゲームとほとんど同じことをやっているとも言えるのです。ハイスコアを獲得してランキングを上げるという構造を考えてみたら、まったく変わらないと言えるのではないでしょうか。

しかし、ギャンブルやゲームと勉強が一緒、と理屈ではわかっても、なかなか自分に言い聞かせるのは難しいもの。そう簡単には、上手くいかないですよね。

何かに集中したくても、どうしてもほかの誘惑に目がいってしまう……。

そんなときは、次の方法を応用してみるとよいかもしれません。

ウェスタン・ワシントン大学のハイマンという心理学者が提唱している、ワーキングメモリ（作業記憶領域）を仕事に振り分けるための、おまじないのようなものです。

ハイマンが唱えたのは、

「頭のなかに音楽が鳴り続けて消えなくて落ち着かない場合は、適度な難易度のパズルをやるとよい」

という提案です。

こうすると脳の作業領域をパズルに使うため、音楽の鳴る余地を圧迫するので、音楽が消えてくれる、という理屈です。


物事に集中するには、頭のなかの作業領域（ワーキングメモリ）をそのタスクのために確保しなければなりません。すると、ハイマンの方法を使うと、頭になんだかもやもやと残ってしまうゲームのことや、食べ物のこと、集中を乱す誘惑を追いやってくれるのです。

ハイマンは、パズルとしては、適切な難易度のアナグラム（ある単語の文字の順番を入れ替えて別の単語をつくる遊び）がよいとしています。

日本語だと、たとえばダジャレを考えたり、さんずいのつく漢字を1分間にどれだけ思いつくか、のようなトライアルも有効でしょう。数独を1題やってみる、というのもいいかもしれません。

ただし、問題には条件があって、易しすぎても難しすぎてもダメなのです。易しすぎるとパズルに使う領域が小さすぎて、誘惑を追いやってくれるほどのパワーが足りない。難しすぎると、そもそもそのパズルに集中できません。その人の適度な難易度でやることが重要です。

これは、何か作業を始める前に、机の上をきれいに片付けるように、脳の作業領域を片付ける、というイメージです。

「勉強を始める前の儀式」「何か作業を始める前のおまじない」として、自分の好みに合った、簡単なパズルやゲームを「頭のウォーミングアップ体操」として数問やってから、作業を始めるというのは、とても有効な方法になるでしょう。タスクに集中するための作業記憶領域を空けておくためにとても便利な方法です。

アクセルとブレーキを使い分ける～欲望をコントロールする前頭葉

前項では、やる気や好奇心があり余っていて、興味があちこちに向いてしまうことに対するコントロール方法のひとつをご紹介しました。

「意志の力で自分を制御する」というのは、脳では前頭葉がその働きをつかさどっている領域です。ここは、脳のなかでも成熟が遅い部分で、20歳過ぎまでかかってようやく完成します。少し古い知見では、脳の重要な回路は3歳までにでき上がり、8歳から12歳で成熟すると言われていましたが、最近になって、どうもそうではなく、前頭前野《ぜんとうぜんや》など脳の一部は、20代までずっと建設途上にあるということがわかったのです。

人間の脳には成熟の比較的早い部分と遅い部分があるのですが、アクセルに当たる部分（報酬系）は先にできて、ブレーキにあたる前頭葉《ぜんとうよう》は、あとからゆっくりでき上がります。思春期の少年や少女が心理的に不安定で、ときに逸脱した行動をとってしまいがちなのは、アクセルができていても、ブレーキがまだ完成していないからなのです。

このことは、1999年、UCLAの研究者、エリザベス・ソウェルが、12歳から16歳までの子どもの脳と20代の若者の脳を比較する実験を行って、明らかになりました。

また、ほかの研究からもさまざまなことがわかってきています。前頭葉は10歳から12歳頃にかけて発達しはじめ（女子のほうが男子よりも少し早い）、思春期の終わりに目立った変化を遂げるのですが、この発達は胎児期の脳の発達に匹敵するほどのものです。脳の灰《かい》白質《はくしつ》の過剰生産の第2の波が思春期、11〜12歳に起こりますが、ティーンから20代になるとこの部分の余分な枝葉が刈り込まれ、効率的で組織的な回路ができるのです。つまり、抑制や判断が素早くできるようになるのです。

胎児期から3歳までの脳の配線の刈り込み・リストラとよく似た現象が、思春期にまた繰り返されるので、子どもは再びこの時期に、大人として生まれ変わるような経験をする

間をかけて完成していくのです。

前頭葉は、ブレーキとしての役割だけでなく、判断、感情のコントロール、組織的な考え方や計画、実行もつかさどっている部分ですが、こうした高次の行動を担う部分が、時間をかけて完成していくのです。

また、感情と言語、コミュニケーションのコントロールをする側頭葉《そくとうよう》については、アメリカの研究者、ジェイ・ギードが研究しており、前頭葉よりは少し早いものの、16歳頃まで時間をかけて成熟するということが明らかになりました。

人間は、個としての能力が先にできあがり、個の間で生きていくための社会性の部分が、あとからできあがるのです。思春期にこうした機能をつかさどる脳領域が重点的につくられていくということから、この時期に豊かな環境でたくさんのことを学ばせるということ、きちんとした栄養をとらせることが、その後の人格にとても大きな影響を与えることがよくわかるでしょう。

国によっても脳には違いがある

さて、ありあまる情熱をどう振り分けるか、どう制御するかという話をしてきました。しかし、逆の方向性の悩みをお聞きすることもあります。つまり、なかなか自分を向上させようという気にならない、勉強や仕事の成果をエサにしてやる気を出すということに困難を感じる、というものです。

これについては、コロンビア大学のアニッサ・アビ＝ダーガムが、やる気を出す源となる脳内のドーパミンの振る舞いに関して、ある知見を発表しています。彼女の観察した所見として重要なのは、アルコールによるドーパミン放出量は、飲酒を繰り返すほどに減っていく、というものです。

つまり、同じ刺激を同じ強さで与えても、刺激を繰り返せば繰り返すほど、脳はそれに対して少しの反応しか返さなくなっていくのです。

これは、一般に「恋は3年（あるいは4年）」などと言われたりする現象、最初は夢中になったことにいつしか飽きてしまう、という現象の説明になる知見です。脳はリソースを節約する、と言い換えてもよいのですが、あまり刺激に対していちいち反応をし続けていると、脳も身体も疲れてしまうのです。なので、同じ刺激に対しては、できるだけ少なく反応するように、脳が自身を守っているのだ、と考えることができます。

慣れてしまうことで新鮮な刺激が得られず、楽しみを感じることができない……というのは一面ではさみしいことかもしれません。が、よいこともあります。そうした脳の人は、いちいち脳に入ってくる刺激に対して、動じることなくスムースに対処ができるのです。経験を積んだ大人が、頼りがいがあるように見えるのは、経験を積んだことによって、多少の刺激には動じない脳を持っているからなのです。

また、ひとつのことを長く続けられる人は、刺激が少なくても満足できる脳の人です。「転石《てんせき》、苔《こけ》を生ぜず」という言葉の解釈が、日米で異なるというのはよく知られていることと思います。

これは非常に示唆的で、日本では、ひとつのことを長く続けられる人が評価され、米国では、ひとつのところにとどまらず、多くのことに挑戦できる人が評価されることの証左として語られる例のひとつですが、もう一歩深く読むと、日本人と米国人の脳が違っていることの傍証《ぼうしょう》とも考えられるのです。

日本人では、ドーパミンD４受容体遺伝子のある領域の繰り返しタイプが７回の人はなかなか見当たらず、２回ないし４回の人がほとんどです。つまり、刺激を過剰に追い求めるタイプの人はあまりいない。むしろ、刺激を求めるよりも、おだやかで落ち着いた生活を望み、良好な人間関係を築いてなごやかに暮らしたいという希望を持つ人のほうが多数派でしょう。

ですが、欧米人には７回繰り返しタイプの人が少なくない数で存在します。新天地を求めて移民をする人にもこのタイプが多いという報告があり、アメリカでは、次々に刺激を求めて新しい挑戦を繰り返すことを賛美するという気風が強いのも、脳がそうさせているのかもしれません。

さらに、なるべくリスクをとらないようにしようとする、損害回避（行動を抑制する）についても、日本人とアメリカ人では違います。日本なら「挑戦せずとも失敗しない」ことが評価され、アメリカなら「失敗しても挑戦する」ということが評価される傾向がありますよね（どちらが良いとか悪いとかいうことをここで論じるつもりはありません。どちらにも利点も欠点もあると考えています）。

現在では、こうした傾向の違いが生じるのは脳内のセロトニンの分泌量の違いではないかと考えられています。セロトニンの分泌量の違いは、いったん分泌されたセロトニンを回収してもう一度分泌できるようにする働きを持つセロトニン・トランスポーターの数によって決められています。このセロトニン・トランスポーターの数は、遺伝的に決まってしまいます。

セロトニン・トランスポーターの数を決定する遺伝子のタイプには、LとSがあり、SはLの半分しかセロトニン・トランスポーターをつくりません。この組み合わせによって、セロトニン・トランスポーターの数が決まります。

リッシュという研究者の報告によれば、日本人に一番多いのはSSの（セロトニン・トランスポーターの数がもっとも少ない）組み合わせで65パーセント、LSが32パーセント、LLが3パーセントです。一方、アメリカ人ではSSが19パーセント、LSが49パーセント、LLが32パーセントもいます。自分にリスクとなることはなるべく控えておこう、という日本人独特の気質、逆に、リスクがあっても挑戦していこう、というアメリカ人に多く見られる気質にはこのような生理学的な要因も無視できないでしょう。

また、セロトニンはノルアドレナリン（ノルエピネフリン）の分泌量を抑制する働きがあるので、セロトニン不足によってノルアドレナリンの分泌量が多くなります。尿中のノルアドレナリン代謝産物の濃度が高い人、つまり、ノルアドレナリンの分泌量の多い人は、報酬依存の傾向が強いということがわかっています。

報酬依存というのは、誰かに褒められることや、社交的な友好関係を求め、社会的孤立を苦痛に感じる傾向のことです。日本人はセロトニンの分泌量が少ないと考えられますから、報酬依存の傾向も比較的強くなると予測されます。

いつも誰かの意見が気になったり、周りの視線や空気に合わせようとする気質はこんなところからきているのかもしれません。

環境によっても脳は変化する

では、私たちの性格は脳機能に関連する遺伝子ですべて決まってしまうのでしょうか？

近年の研究で、驚くべきことに、私たちを取り巻く現況も、私たちの遺伝子に影響を及ぼしている、ということがわかってきました。

環境が私たちの遺伝子に影響を及ぼしている、といっても、遺伝子や遺伝子の働きを直接変化させているわけではありません。環境によって遺伝子を含む細胞などが変化することで、間接的に遺伝子の活性度などを調節し、遺伝に影響を及ぼしているのです。

遺伝子には遺伝情報が書き込まれているのですが、このどの部分がオンで、どの部分がオフになっているかが、環境によって変わってしまうのです。どこをオンにしてオフにするかの制御を、「エピジェネティックな制御」と呼んだりします。

ラットの子を長期間、母親から離して育てると、その子は生涯、ストレスを感じやすくなることが知られています。一方、短期間、母親から離した子の場合、母親はその子が戻ってきたときにその子を懸命に舐めるのです。ラットの母親から舐められると、子のストレス反応は軽減し、その効果が長期間続くということもわかっています。

遺伝的にはさほど変わりがなくても、子どものときに母親から舐められたか舐められなかったかで、その子の行動パターンが変わってしまうのです。

また、ラットの母には舐めるのが上手でたくさん舐める母と、あまり舐めない母がいますが、たくさん舐める母に育てられた子は、ストレス反応がより軽減されます。

さらにおもしろいことに、あまり舐めない母の子を、舐めるのが上手な母の巣に移すと、そのストレス反応は、産みの母親よりも育ての母親に似たものになるのです。

カナダのマギル大学のグループの研究によると、よく舐める親に育てられたラットの子は、脳の海馬のグルココルチコイド受容体（GR）の数が多いということがわかりました。

ＧＲの量が多いとどうなるかというと、ストレスがかかってストレスホルモンが分泌されたとき、負のフィードバックが起こって、あまりストレスホルモンが出なくなるような調節が起こるのです。

その結果、ストレスに対して過剰に反応することがなくなり、ストレスに強くなるのです。

このような変化は大人になってから現れるので、まず間違いなく遺伝子制御が変化しているのだろうと考えられています。

ラットのストレス耐性に関するこの実験は一例にすぎません。

ほかにも、記憶・学習能力に関するエピジェネティックな制御に関する発見が多数報告されていて、遺伝子の「遺伝情報」、つまり「生まれ」だけがその人の性格や能力をつかさどっているのではなく、「遺伝情報がどのように発現するか」、つまり「環境による変化」も同等に重要であるとする考え方が有力になってきています。

少し前の古い教科書には、遺伝情報は変化しない、獲得形質は遺伝しない、とあったでしょうから、ずいぶんな変わりようですね。

脳は何歳になっても育つ！

人間の脳は長らく、大人になってしまうと衰える一方で、成長する余地などはない、と考えられてきました。90年代前半までは、この考え方が主流だったでしょう。しかし、これはもはや過去のものとなっています。近年、この考え方を覆《くつがえ》す研究結果が、続々と報告されています。

たとえば、2000年には、英国ユニバーシティカレッジロンドンの研究グループの実験によって、ロンドンのタクシードライバーの脳に、一般市民の脳との違いが見られるという結果が報告されました。

脳のほかの部分には明らかな差は見られなかったのですが、海馬だけが、違いました。タクシードライバーでは、海馬の後部が一般市民よりも相当大きく、前部は小さかったのです。

タクシーを運転し続けることで、海馬《かいば》の神経回路が再構成されたのだと、この研究は大変話題になりました。

でも、もともと海馬がふつうと違う人がタクシードライバーになったのでは？　という考え方もできますよね。

そこで、この研究グループはさらに実験を重ねました。脳の違いが経験を反映しているのかどうかを調べるために、タクシードライバー歴と海馬の大きさについて相関を調べてみたのです。

すると、ドライバー歴が長いほど、海馬後部の大きさが大きく、前部の大きさが小さい、という結果がわかりました。ドライバーとしての経験を積むなかで、詳細な空間知識を貯蔵しておく必要性にせまられ、海馬の神経回路の再構築が促されたのです。この報告は、回路が再構築されるだけでなく、それが器質的な大きさの違いにまで反映されるということを示したはじめての研究です。

こうした、成人の脳における神経回路の再構成は、脳（あるいは神経）の可塑性《かそせい》と呼ばれています。

近年ますますこのような研究は盛んになり、実例も増えていっています。

脳の可塑性そのものについては、もっと以前から研究されていたのですが、長いあいだ、もともとある神経細胞同士のあいだに新しいつながり（シナプス）が形成されることで、新しい回路ができて脳の皮質の再編が起こるからであるという考え方が主流でした。

大人の脳のなかでは新しく神経細胞が生まれることはないと、神経科学者たちはずっと信じてきたのですが、１９９７年、米国のフレッド・ゲージにより、成体の海馬でも日常的に神経新生が起きているということが発見されました。

ゲージは実験のなかで、大人のマウスを「刺激の豊かな環境」にしばらくおくとどうなるかについて調べました。そして、刺激の豊かな環境においたあとのマウスの海馬を観察してみると、新しく生まれて、しかも存続している神経細胞が15パーセントも増えていたということがわかったのです。また、刺激の豊かな環境におかれたマウスは、実際に迷路学習の速度も速く、賢くなっていたことも示されました。

さらに98年、スウェーデンのピーター・エリクソンにより、神経新生が成人の脳の海馬でも起こっていることが明らかにされました。これは、非常にセンセーショナルな発見でした。

人間の脳は経験によって大きく変わる。それは、成長期の脳だけではなく、成熟した脳においてもそうなのです。年齢を重ねても、死ぬまで、新しく神経細胞は生まれ続け、神経回路は変化し続けるのです。

脳を変える～妄想によって変化が起きる脳のメカニズム

では、個人の性格や能力は、生まれる前に遺伝子で決定される脳の構造で、すべて確定してしまうのか、というと、そうでもないのです。

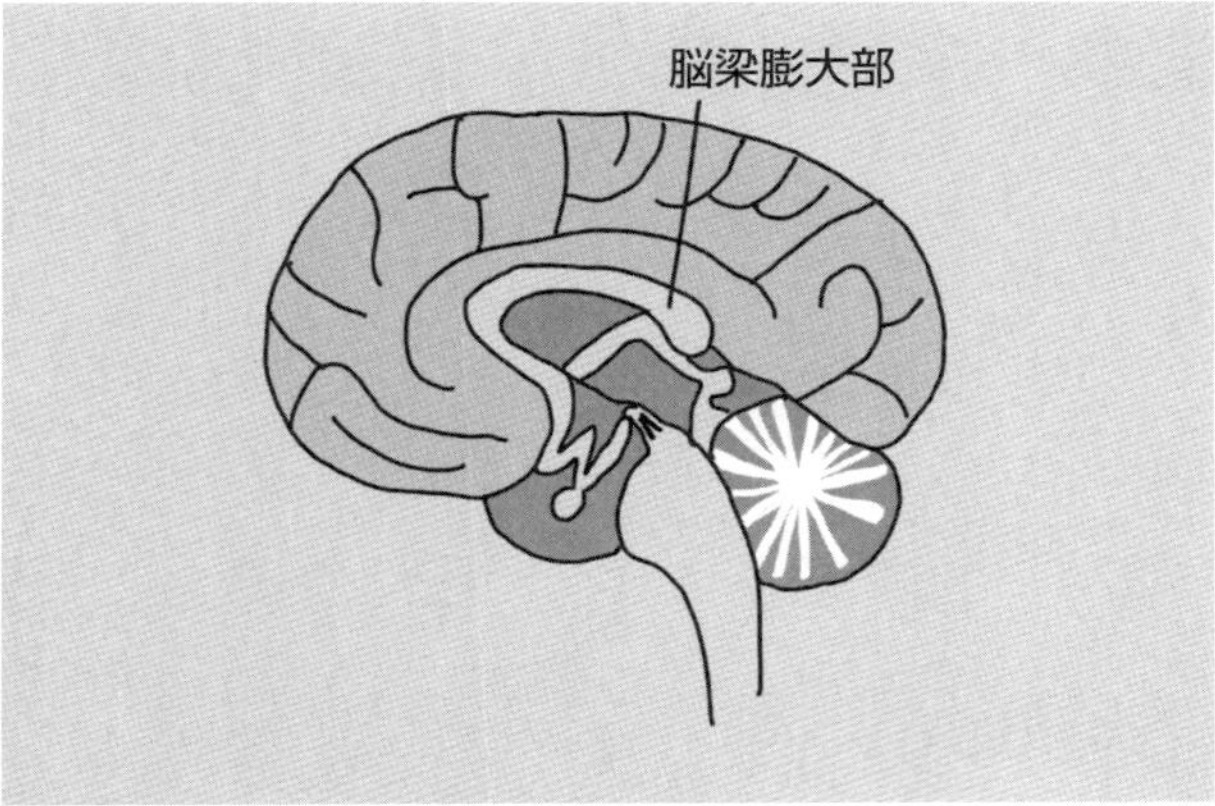

■脳梁膨大部は大人になってからも大きく変化する

ロンドン大学のキャシー・プライスの研究によれば、大人になってからでも、読み書きのトレーニングによって脳構造が大きく変化することがわかっています。変化が現れるのは、脳《のう》梁《りょう》の後部、脳梁膨大《のうりょうぼうだい》という部分です。これは、熟達した音楽演奏家などでも神経の結合がより多方向にわたって形成されることが知られている部分です。

また、読み書きに関連する言語能力をつかさどる部分、左右の角回、背側後頭葉《はいそくこうとうよう》、側頭葉《そくとうよう》、左縁上回《ひだりえんじょうかい》、上側頭回《じょうそくとうかい》などでも、灰白質の量が増えている（神経細胞の数が増える）ことが明らかになりました。

ただ、こうしたトレーニングによる脳の構造の変化について、現在ではMRIを使って調べることができるようになったわけですが、MRIでわかるほどの違いが出てくるには、継続的に地道なトレーニングを続ける必要があります。

脳の構造的な変化についての研究はまだたくさんあり、ジャグリングの練習もよく用いられる実験方法のひとつです。ジャグリングの訓練を1カ月間、毎日、行ってもらい、その前後で脳を調べてみると、脳のMT野と呼ばれる部分で灰白質の量が増加していました。MT野は側頭葉内側と頭頂葉《とうちょうよう》のあいだにある領域で、物体の動きを視覚的に捉える機能を持った部分です。さらに、視覚情報を運動を企図する部分に伝える神経線維の束（白質）も同様に発達していました。

また、ワーキングメモリ（情報を一時的に保持するための記憶）はトレーニングによって、情報を保持しておく容量が増えることが知られていますが、構造的な変化は確認されていないものの、このようなトレーニングによって認知機能が向上した場合、前頭前野《ぜんとうぜんや》と頭頂葉でドーパミンD1受容体の密度が上がるということもわかりました。

以前にも紹介した利根川進先生のグループは、マウスを使った実験で、興味深い事実を明らかにしています。記憶に大きく関与する、あるタンパク質（NMDAレセプター）の遺伝子を操作すると、マウスの記憶・学習能力が低下します。このような「生まれつき記憶力が良くないマウス」を2グループに分け、片方は狭いケージのなかで、もう片方は遊び道具のいっぱいある刺激の豊かな環境で育てます。すると、刺激の豊かな環境で育てたマウスのほうは、記憶・学習能力が向上していたのです。このことから、研究グループは、生まれつき決まっている能力も、育て方しだいで伸ばすことができるのだと論じています。

さらにおもしろい結果が報告されています。豊かな環境で育てた母マウスの子どもは、刺激のあまりない狭いケージのなかで育てても、記憶・学習能力が高かったのです。遺伝的には記憶・学習能力が低いはずなのですが、母マウスの経験が遺伝したということなのでしょうか？　通常、獲得形質（生まれたあとに学習・経験したもの）は遺伝しない、というのが現代の生物学では常識になっています。それなのに、実験結果からは、まるで母マウスの経験が遺伝しているかのように見える……。このような現象が観察されたというのは、実に驚くべきことでした。

この結果について研究グループは、母マウスが豊かな環境を経験してくるなかで、もともと持っていて、眠っている遺伝子がＯＦＦからＯＮになったのではないかと推測しています。

補足ですが、父親のみを豊かな環境で育てても子どもには影響がないこと、また、孫世代にはこの効果は伝わらないことなども調べられており、子どもを出産する前の雌マウスの経験や学びの豊かさが、子世代の記憶・学習能力には重要であるということが、わかったのです。

では、妄想することによる変化はあるのでしょうか？　答えはＹＥＳです。

たとえば、運動をつかさどる部分、脳の運動野は「動く」とイメージするだけで活性化することが知られています。私たちが自転車に乗れるのは、海馬が覚えるのではなく、運動野の記憶のおかげです。

カナダにあるヨーク大学のパスカル・レオンの研究グループは、ピアノが弾けない被験者を集めたユニークな実験によって、興味深い結果を確認しています。彼らは、被験者を

2つのグループに分け、一方のグループには5本指でピアノの練習をさせ、もう片方のグループには、頭のなかだけでピアノのイメージトレーニングをさせました。簡単な曲を思い浮かべて、1本1本の指の動きを頭のなかでなぞっていくというトレーニングです。

すると、5本指で実際にピアノを弾いて練習したグループの運動野の灰白質の量が増えていたのと同様、イメージトレーニングだけをしたグループにも、運動野に変化が起きていたのです。

イメージすることで脳が変化することを示したこの実験は、私たちに多くのことを示唆してくれます。

おわりに――脳はどこまでコントロールできるか?

一説によれば、人類の脳に意識という現象が見られるようになってから、たかだか３０００年しかたっていないと言います。これは、考古学や、現代に残されている文献などから推定された値です。

ですから、「私」の歴史は、生物の何億年にもわたる歴史に比べると、とても短いのです。

意識とは、自分が何かを経験しているということを認識し、自分が何かを感じていることを認識し、自分が何かを認識しているということを認識する行為です。いま、みなさんは、自身が本を読んでいることを認識しているでしょう。

意識があるおかげで、人は快楽の上位概念として「幸せ」を感じることができます。が、一方で、不快の上位概念として「不幸」を感じます。はじめは、生存に有利な環境を見出すために必要だったであろうシステムが、自身を苦しめるものにもなってしまうわけです。

「不幸」を感じて、あるいは予測される「不幸」のために、自らの命を絶つ個体も存在します。さらに、個体としての快を優先する（不快を回避する）ために、子孫を残さない個体も生じています。このような個体が少なくない数で存在するのは人に特徴的な傾向で、脳に意識というシステムがあることがその第一の原因であると言えるでしょう。

ではなぜ、こんなに扱いが面倒で、個体や種としての存続すら脅かしかねないようなシステムが、私たちの先祖に生じてしまったのか、という疑問も生じますが、本書でご紹介したかったのは、この扱いが面倒な「脳」をどのようにコントロールしたら、もっとラクに、もっと楽しく、よりよく生をまっとうできるか、ということでした。


かつて、科学、サイエンスと聞くと、なぜだかワクワクするような感じがして、科学番組と聞くとそれを狙って観たり録画したり、科学雑誌を定期購読したり、ポピュラーサイエンスの本を読んだりした、という経験を持っている人は少なくないでしょう。

ニュートンが偉大だと感じるのは、誰もが知っていて、でも誰もその謎を解けなかった、「天と地を結ぶ法則」を発見したからです。アインシュタインの理論が完璧には理解できなくても、なぜか胸が躍ってしまうのは、彼が、時間の秘密を解き明かしたからでしょう。

ごく日常の物事、あまりにも身近すぎて、謎とすら思わなかった現象を、彼らは、美しい方程式でまとめあげ、わかりやすく説明した。その謎解きのあざやかさに、人々は心惹かれるのです。ミステリー小説は人気のある分野ですが、サイエンスというのは謎解きをリアルに楽しむようなところがその大きな魅力だと言えるでしょう。

かつて、このような科学の花形は、物理学でした。

しかし、物理学は現在かなり高度な局面に差しかかっており、もはや、日常の謎を解くという性質のものではなくなっています。「ヒッグス粒子の発見」は、かなりのニュースになりましたが、なぜこれがニュースになるのか、重要性を理解するのに困難を感じた人は少なくないでしょう。

物理学の最先端は、すでに高度な内容になりすぎていて、日常の現象を読み解く、というかつてあった魅力は失われてしまったのではないかと思います。

物理学が完結に近づいているという予感を誰もが持っている今、人類に、最後に残されたフロンティア、それが、脳なのです。また、最後のフロンティアと言われながらずいぶん長い時間がたちましたが、まだまだ謎は残されています。

科学理論の素晴らしいところは、事物を簡潔に説明するばかりではなく、来るべき未知をも予測できるというところでもあります。それは、まだ知らない土地の地図を手に入れるようなものです。

おそらく、多くの人が脳科学に興味を持つのは、日常、見過ごしている、なんということもない現象、あるいは自分が日常、感じているようなことを、脳科学があざやかに科学的に説明してくれるのではないか、という期待があるからではないでしょうか。

本書では、できるだけ、日常の現象を中心にとりあげ、脳の生理的な構造や機能から解説することを心がけました。お読みくださったみなさんが、少しでも脳科学にワクワク感を感じてくだされば、望外の喜びです。

中野信子

中野信子（なかの　のぶこ）

脳科学者、医学博士、認知科学者。１９７５年、東京都生まれ。東日本国際大学教授。高ＩＱ国際組織「ＭＥＮＳＡ」元会員。東京大学工学部応用化学科卒業。東京大学大学院医学系研究科脳神経医学専攻博士課程修了。フランス国立研究所にて博士研究員として勤務（２００８～２０１０年）。現在、脳や心理学をテーマに研究や執筆の活動を精力的に行っている。科学の視点から人間社会で起こり得る現象及び人物を読み解く語り口に定評がある。多数のテレビ番組でコメンテーターとしても活躍中。

脳はどこまでコントロールできるか？　ベスト新書

447

二〇一四年八月二八日　初版第一刷発行
二〇二四年三月二五日　初版第一七刷発行

著者◎中野信子
発行者◎鈴木康成
発行所◎ＫＫベストセラーズ
東京都文京区音羽一-一五-一五
シティ音羽二階　〒112-0013
電話　03-6304-1832（編集）　03-6304-1603（営業）
装幀◎フロッグキングスタジオ、坂川事務所
印刷所◎錦明印刷株式会社
ＤＴＰ◎株式会社オノ・エーワン

ISBN978-4-584-12447-5 C0230